W0350377

DR. ROLAND BALLIER SUSANNE WENDEL

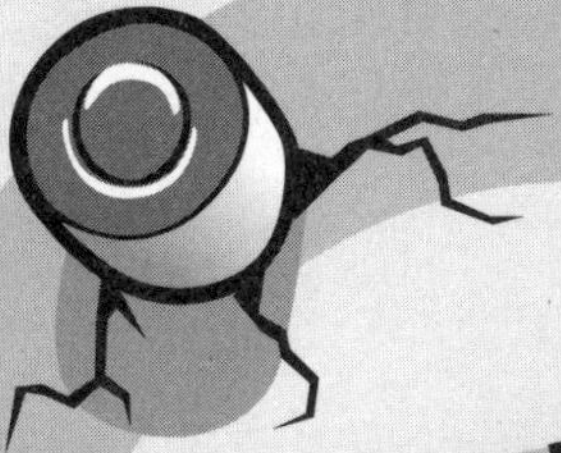

LEBST DU NOCH ODER STIRBST DU SCHON?

südwest

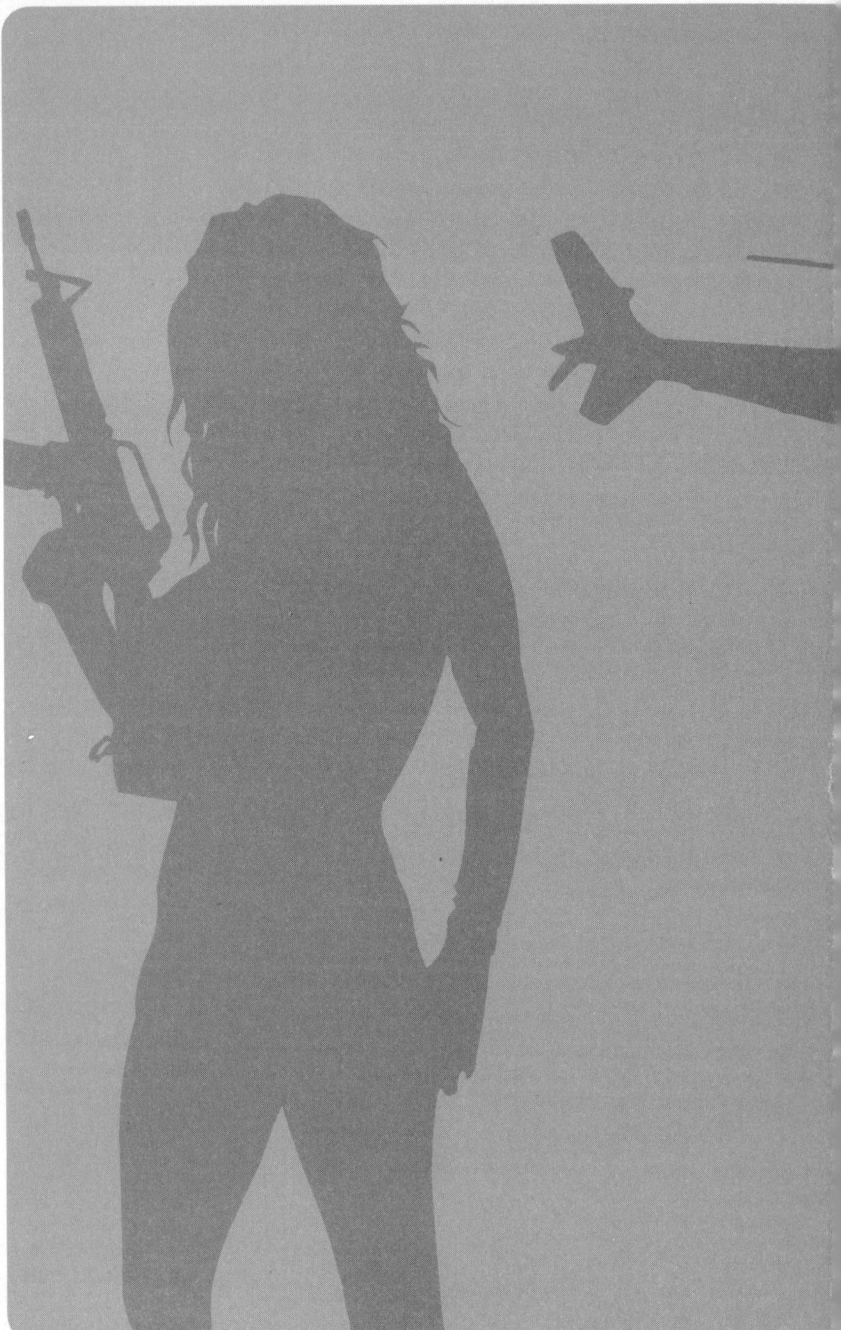

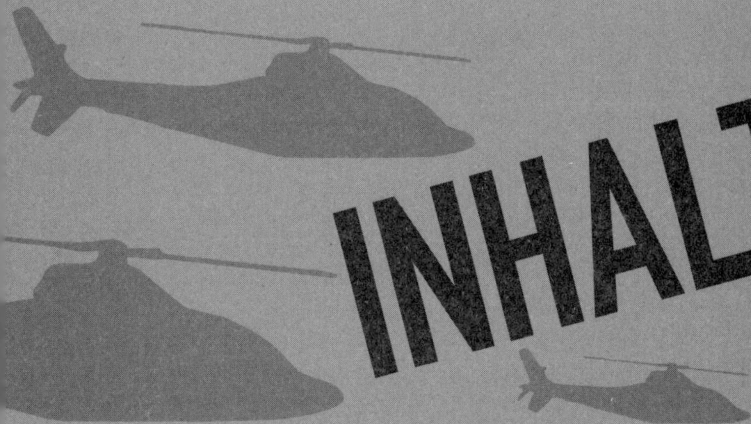

INHALT

☆ CHECK IT OUT! 42

☆ KLEINES ABC DER WUNDERHEILER 66

DAS LEBEN IST (ZU) KURZ

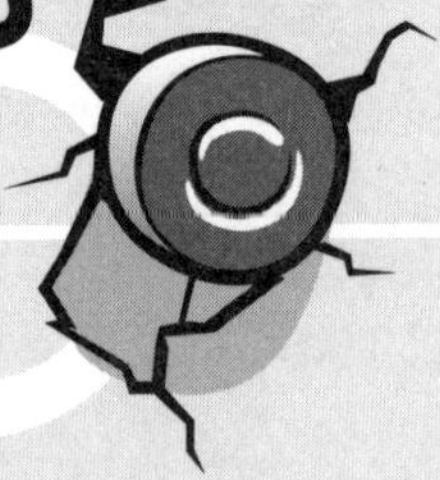

Tja, liebe Leserinnen und Leser, alles ist vergänglich. Wir leider auch. Und die meisten Menschen sterben nicht an Altersschwäche, sondern an Krankheiten wie Diabetes, Herzinfarkt, Schlaganfall und Krebs. Natürlich, gegen manche Krankheiten kann man selbst nicht direkt etwas machen, aber was hindert uns daran, ein bisschen gesünder und somit besser und länger zu leben? Der Innere Schweinehund, Mangel an Zeit, Unwissenheit?
Komisch, dass die wichtigste Person im eigenen Leben, nämlich man selbst, auf der Prioritätenliste oft ganz hinten steht.

☆ ÄNDERN SIE DAS!

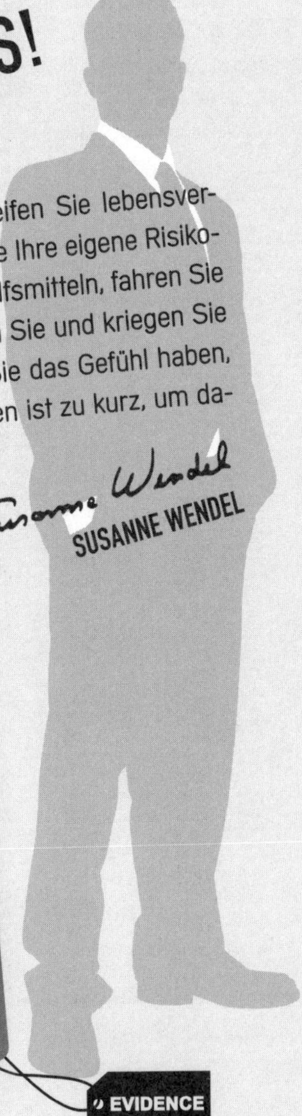

Schauen Sie in dieses Buch, ergreifen Sie lebensverlängernde Maßnahmen! Machen Sie Ihre eigene Risikoanalyse, greifen Sie zu erlaubten Hilfsmitteln, fahren Sie die Stressfaktoren runter, genießen Sie und kriegen Sie den eigenen Hintern hoch, wenn Sie das Gefühl haben, dass sich nichts bewegt. Das Leben ist zu kurz, um darauf zu warten, dass es vorbei ist!

Susanne Wendel
SUSANNE WENDEL

DR. ROLAND BALLIER

> Gesund bleiben und lang leben will jedermann, aber die wenigsten tun etwas dafür. Wenn die Menschen nur halb so viel Sorgfalt darauf verwenden würden, sich richtig zu ernähren und gesund zu bleiben, wie sie heute darauf verwenden, krank zu werden, bliebe ihnen die Hälfte Ihrer Krankheiten erspart.
>
> Pfarrer Sebastian Kneipp, 1821-1897

EVIDENCE

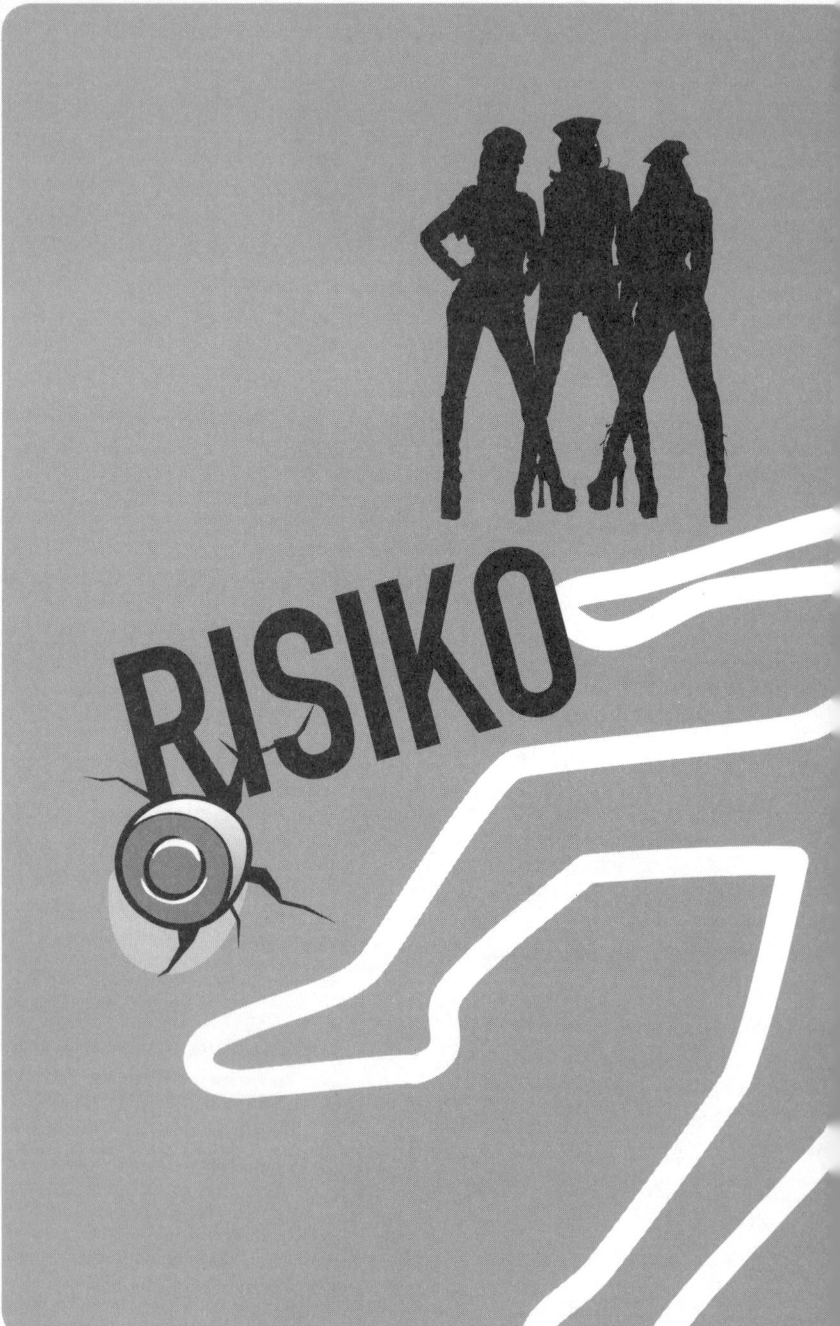
RISIKO

ANALYSE

DAS LEBEN IST GEFÄHRLICH.
TÖDLICHE GEFAHREN LAUERN ÜBERALL:
NICHT NUR VON BÖSEN TERRORISTEN, SONDERN
BEREITS IN DER NAHRUNG. AUCH IN DER EIGENEN
FAULHEIT UND BEWEGUNGSARMUT LIEGEN GROSSE
RISIKOPOTENZIALE.
ERKENNEN SIE DIE TÄGLICHEN FEINDE IHRER
GESUNDHEIT. MACHEN SIE IHRE EIGENE RISIKO-
ANALYSE!

SELBSTMORD AUF RATEN: RAUCHEN

Rauchen ist nach wie vor einer der Hauptrisikofaktoren für Herz-Kreislauf-Erkrankungen und bestimmte Krebsarten. Geben Sie es auf – Ihrer eigenen Gesundheit zuliebe.

Obwohl in der Öffentlichkeit zunehmend diskutiert und immer häufiger öffentlich verboten, ist doch vielen Menschen noch nicht wirklich bewusst, wie stark die negativen Wirkungen des Rauchens sind. Regelmäßig den blauen Dunst einzuatmen gilt als einer der Hauptrisikofaktoren für Herz-Kreislauf-Erkrankungen und verschiedene Krebsarten. Der Rauch enthält neben den giftigen Stoffen wie Nikotin, die teilweise im Körper abgelagert werden, auch viele krebserzeugende Bestandteile. Von Nikotin geht eine hohe Suchtgefahr aus, da es direkt im zentralen Nervensystem wirkt und dort zu einer starken Ausschüttung von Dopamin führt. Dieses Hormon bewirkt den kurzfristigen Anstieg von Konzentration und Wachheit. Weiterhin haben Raucher oft Vitamin- und Antioxidantienmangel, da durch die Verarbeitung der Giftstoffe im Körper wertvolle Vitamine verbraucht werden.

Kaum etwas schadet dem Körper so sehr wie regelmäßiges starkes Rauchen. Eine aktuelle Untersuchung hat gezeigt, dass sich die Lebenserwartung von Raucherinnen um durchschnittlich knapp fünf Jahre verkürzt. Dieser Effekt wird noch verstärkt, wenn Übergewicht vorliegt. Wenn Sie etwas für Ihre Gesundheit tun wollen, lassen Sie die Glimmstängel sein.

TIPP

Die wichtigste Frage beim Rauchen-Aufhören ist, was man stattdessen macht. Es ist extrem schwer, sich einer bestehenden Gewohnheit zu entledigen. Leichter hingegen ist es, sich etwas Neues anzugewöhnen. Sie könnten ja, statt die Luft zu verpesten, eine Runde um den Block gehen. Oder knabbern Sie eine Karotte, alternativ ein Stück Obst. Lassen Sie sich nicht von Ihren rauchenden Mitmenschen verführen. Die Raucherpause mit den Kollegen braucht eine echte Alternative, vielleicht einen kurzen Plausch bei einer Tasse Tee? Viele Menschen schaffen es übrigens nicht, mit dem Rauchen aufzuhören, weil sie die körperliche Sucht nicht überwinden können. Holen Sie sich in diesen Fällen medizinische Unterstützung durch Nikotinersatzpräparate.

Was Sie wissen sollten: Nikotin beschleunigt den Stoffwechsel und erhöht leicht den Grundumsatz (Energieverbrauch in Ruhe). Wenn Sie mit dem Rauchen aufhören, pendelt er sich wieder auf ein normales Niveau ein. Das führt meistens zu einer leichten Gewichtszunahme. Kompensieren Sie das mit mehr Bewegung – dann haben Sie auch weniger das Bedürfnis, das fehlende Nikotin durch Süßigkeiten zu ersetzen.

ARBEIT KANN KRANK MACHEN.

KEINE ÜBERRASCHUNG, ODER?

Unzufriedenheit, Überlastung und Mobbing können auf Dauer echte Stressfaktoren werden und sich körperlich auswirken. Überlastung und Unterforderung am Arbeitsplatz stressen gleichermaßen.

Arbeit soll Spaß machen und den Menschen im guten Maße fordern. Wenn Ihre Arbeit das nicht tut, dann sollten Sie das ändern.
Psychosomatische Beschwerden wie Kopf- und Magenschmerzen sind oft deutliche Anzeichen.
Die meisten Menschen verbringen mehr Zeit an ihrem Arbeitsplatz und mit den Kollegen als mit der Familie. Daher ist es wichtig, hier zumindest in großen Teilen zufrieden zu sein. Eine kanadische Studie hat gezeigt,

dass dauerhafter Stress bei der Arbeit das Risiko für die Entstehung einer Depression ansteigen lässt. Lassen Sie sich nicht von Kollegen fertigmachen – die meisten Menschen, die meinen, andere mobben zu müssen, haben mit sich selber Probleme.
Oft merken Leute selber gar nicht, dass sie im falschen Job stecken. Hier hilft Feedback von Freunden oder der Familie. Sprechen Sie mit anderen Menschen über Ihre Arbeit und beobachten Sie, was passiert.

Sie haben den falschen Job, wenn Ihre Zuhörer

☆ zu gähnen anfangen und gelangweilt schauen
☆ Ihnen Ratschläge geben, was Sie verbessern könnten
☆ besorgt oder bedrückt schauen
☆ mit Ihnen lieber über Ihren Urlaub, die Kinder oder den neuesten James Bond sprechen

TIPP

Halten Sie es in Ihrem Job nach dem folgenden Motto:
„Love it, change it or leave it"
– Liebe ihn, verändere ihn oder verlasse ihn!

„IT'S BETTER TO BURN OUT THAN TO FADE AWAY ..."

Das sagt zumindest die Rocklegende Neil Young. Klingt nach Wahl zwischen Pest und Cholera. Aber im Ernst, mit einem Burnout ist nicht zu spaßen. Ständige Überforderung im Job, Stress, Unstimmigkeiten mit Kollegen, Ärger in der Partnerschaft – alles Faktoren die zu Burnout führen können. Wenn es dazu kommt, hilft nur noch die Notbremse!

Es gibt verschiedene Phasen des Burnouts, bei denen zuallererst ein starkes „Brennen" für den Job, andere Menschen oder ein bestimmtes Thema steht. Wer „ausbrennt", muss einmal für etwas gebrannt haben. Pausenloses Arbeiten, viel Energie und starkes Engagement ohne Ruhepause führen auf Dauer allerdings zu Erschöpfung: Erste Anzeichen für Burnout sind daher oft chronische Energielosigkeit und Müdigkeit, Lustlosigkeit und Antriebsschwäche. Auch psychosomatische Beschwerden, die keine klar erkennbare Ursache haben, können einen Hinweis auf „Ausgebranntsein" darstellen.

Schon bei kleinen Anzeichen sollten Sie aufmerksam werden und Ihren Lebensstil hinterfragen. Muten Sie sich vielleicht zu viel zu? Sind Sie zu ehrgeizig und überfordern sich körperlich und geistig?
Fahren Sie einen Gang runter, lehnen Sie weitere Projekte ab. Bremsen Sie Ihr Tempo und legen Sie Ruhepausen ein: Ein kurzer Urlaub, ein verlängertes Wochenende, ein entspannter Abend zu Hause auf der Couch. Bedenken Sie, dass Ihre Gesundheit Ihr wichtigstes Gut ist, und wenn Sie krank werden, ist damit niemandem geholfen.

TIPP

Wenn Sie öfter denken „Ich bin eigentlich ganz anders, ich komme momentan nur nicht dazu", ist es höchste Zeit Ihren Lebensstil zu ändern. Wann, wenn nicht jetzt, wollen Sie denn so sein wie Sie wirklich sind?

AUCH „GUTER" STRESS KANN ZU BURNOUT FÜHREN!

Gut gemeint ist nicht zwingend gut. Nicht nur negativer Stress beeinflusst den Menschen, auch eine ständige „Tschakka-ich-geb-alles-Mentalität" strengt Körper und Seele an.

Früher sprach man von *Eustress*, dem „guten" Stress und *Disstress* dem negativen Stress. Diese Unterscheidung macht sicher einen gewissen Sinn, so ist es doch vor allem der negative Stress, der einen wirklich fertigmacht. Jedoch zeigen immer mehr Studien, dass auch der so genannte positive Stress auf Dauer nicht guttut. Denn auch hier ist der Körper ständig gefordert und muss Höchstleistungen vollbringen.

Wer ständig im Hormon-High wandelt, ist auch irgendwann ausgebrannt. Vielleicht ist es Ihnen auch schon so ergangen, dass Sie in einer sehr anstrengenden Lebensphase nachts schlecht geschlafen haben, morgens nur mit drei Tassen Kaffee aus dem Bett gekommen oder nach einem stressigen beruflichen Projekt im lang ersehnten Urlaub erst mal krank geworden sind.

TIPP

Gönnen Sie sich immer wieder kleine Erholungspausen. Und, ja, das darf auch mal Abhängen vor dem Fernseher sein! Achten Sie darauf, wenn Sie beispielsweise im Beruf viel Stress haben, sich nicht in der Freizeit auch noch Stress mit übervollen Terminkalendern, Verabredungen und sportlichen Höchstleistungen zu machen.

BLUTHOCHDRUCK IST EINE ZEITBOMBE

Hoher Blutdruck tut nicht weh und wird lange nicht bemerkt, dennoch birgt er ein großes Gesundheitsrisiko. Durch eine regelmäßige Messung können Sie dieses Risiko leicht selber überwachen.

Der Hypertoniker (Bezeichnung für Patient mit hohem Blutdruck) lebt gut, aber kurz. Viele Menschen haben einen erhöhten Blutdruck, die so genannte Hypertonie. Das Gefährliche am Bluthochdruck ist, dass man ihn meist nicht bemerkt. Im Gegensatz zu niedrigem Blutdruck, der mit Müdigkeit und Schlappheit einhergeht, merkt man erhöhten Blutdruck nicht. Aber über längere Zeit macht Bluthochdruck krank. Er fördert die Entstehung von Arteriosklerose und kann zu Schlaganfall oder Herzversagen führen.

Wird der Bluthochdruck rechtzeitig erkannt, können Sie seinen schlimmen Folgen vorbeugen. Deshalb sollten Sie regelmäßig Ihren Blutdruck messen. Tun Sie dies am besten selber – denn beim Arzt ist mancher so aufgeregt,

dass kurzzeitig der so genannte „Weißkittelhochdruck" entsteht. Messen Sie immer zur selben Tageszeit.
Es werden stets zwei Werte angezeigt. Zuerst der höhere systolische. Er entspricht dem Druck, wenn das Blut durch Zusammenziehen des Herzens in die Arterien und den ganzen Körper gepumpt wird. Anschließend der niedrigere diastolische, der beim Erschlaffen des Herzmuskels gemessen wird.

Um Ihre Blutdruckwerte einzuordnen, können Sie sich an die folgende Einteilung der Weltgesundheitsorganisation halten:

Diese Werte gelten für Erwachsene altersunabhängig!

Klassifikation	„oberer Wert" systolisch (mmHg)	„unterer Wert" diastolisch (mmHg)
optimal	< 120	< 80
normal	< 130	< 85
hoch-normal	130 – 139	85 – 89
Hypertonie Grad 1 (leicht)	140 – 159	90 – 99
Hypertonie Grad 2 (mäßig)	160 – 179	100 – 109
Hypertonie Grad 3 (schwer)	≥ 180	≥ 110

ACHTUNG!

Bluthochdruck kann auch organische Ursachen haben, die nur der Arzt feststellen kann. U. a. können die Nieren, ein gestörter Hormonstoffwechsel oder Herzdefekte dafür verantwortlich sein.
Auch bestimmte Medikamente und erhöhter Alkoholkonsum können zu Bluthochdruck führen. Soweit diese Ursachen ausgeschlossen werden können, müssen Sie nicht gleich Bluthochdruckmedikamente einnehmen, sondern können viel selbst tun.
Sie sollten Ihre Ernährung umstellen auf mehr Obst und Gemüse, weniger Salz. Erhöhtes Gewicht sollten Sie unbedingt normalisieren. Stellen Sie das Rauchen ein und vor allem: treiben Sie regelmäßig Sport. So erreichen Sie oft eine Normalisierung des Blutdrucks ohne Medikamente.

TIPP

Wenn Ihr Blutdruck erhöht ist, schlucken Sie nicht gleich Pillen, sondern nehmen Sie erst mal ein paar Kilos ab. Schon bei 5 kg weniger auf der Hüfte sinkt der systolische Blutdruckwert um bis zu 10 mmHG, der diastolische Wert um 5 mmHG. Probieren Sie's aus.

WER HEILT, HAT RECHT?

SO ERKENNEN SIE SCHARLATANE

Sowohl unrealistische Heilversprechen als auch Warnungen vor anderen Heilungsmethoden zeichnen eher die Scharlatane als die kompetenten Ärzte und Heiler aus.

Lassen Sie sich nicht verunsichern, wenn Ihnen Ihr Arzt weismachen will, dass nur er die einzige mögliche und allerbeste Behandlung für Sie hat und dass alles andere nichts taugt. Schulmediziner schimpfen gelegentlich auf die Naturheilkundler und umgekehrt. Richtig ist, dass beide Seiten ihre Berechtigung, ihre Zeit und Anwendungsgebiete haben und sich meistens sogar sehr gut ergänzen. Skeptisch machen sollte Sie, wenn Ihnen eine Therapie sehr ungewöhnlich vorkommt, Sie sich nicht wohlfühlen oder Ihr Therapeut Ihnen gar rät, mit niemandem darüber zu reden, weil es geheim bleiben soll, was er mit Ihnen anstellt. Fragen Sie nach seiner Aus- und Weiterbildung und lassen Sie sich alles ganz genau erklären. Je besser Sie Bescheid wissen, desto mehr können Sie selber zu Ihrer Genesung beitragen. Das gilt vor allem auch für Nebenwirkungen von Therapien und Medikamenten. Lassen Sie sich von niemandem weismachen, ausgerechnet diese eine Therapie hätte garantiert keine Nebenwirkungen. Jede Therapie kann Nebenwirkungen haben, und Sie sollten sich genau erklären lassen, wo mögliche Risiken liegen. Wo Sie auch hellhörig werden sollten: Jemand, der nur nach Vorkasse behandelt, glaubt möglicherweise nicht daran, dass Sie anschließend noch in der Lage sein werden, ihn zu bezahlen.

TIPP

Übernehmen Sie Verantwortung für Ihre Gesundheit und sehen Sie den Arzt nicht als „Gott in Weiß", sondern als einen Ratgeber, der Ihnen hilft, wieder gesund zu werden.

SAGEN SIE IHREM ARZT MAL RICHTIG BESCHEID!

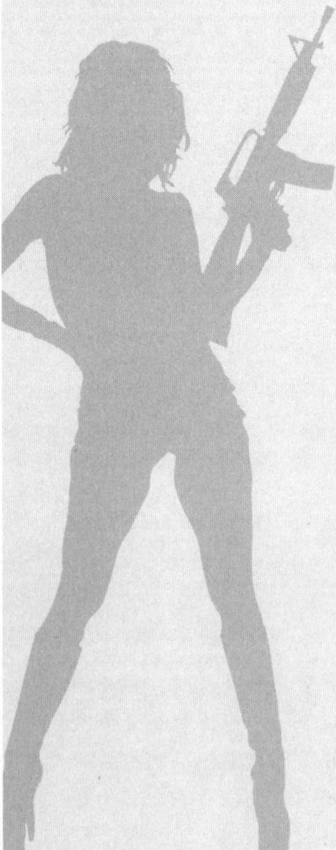

Bestehen Sie als Patient auf Ihrer Mündigkeit und übernehmen Sie Mitverantwortung für Ihre Krankheit. Ihr Arzt sollte Sie coachen, damit Sie gesund bleiben und nicht bemitleiden, weil Sie krank sind.

Fragen Sie immer nach den möglichen Ursachen Ihrer Erkrankung und besprechen Sie mit Ihrem Arzt, was Sie selber für Ihre Genesung tun können. Bestehen Sie darauf, dass er sich die nötige Zeit für Sie nimmt. Begnügen Sie sich nicht damit, dass der Arzt lediglich die Symptome behandelt. Seien Sie auch aufmerksam dafür, ob er offen für komplementäre Heilweisen ist, welche die Schulmedizin ergänzen, und ob er aktuelle Erkenntnisse der Wissenschaft berücksichtigt. Es ist beispielsweise nicht sinnvoll, bei einem übergewichtigen Typ-II-Diabetiker Insulin zu verschreiben oder Medikamente, die den Insulinspiegel erhöhen, ohne vorher alle anderen Maßnahmen (Gewichtsreduktion, vermehrte körperliche Aktivität, Kohlenhydrateinschränkung etc.) getroffen zu haben. Insulin fördert Übergewicht und verhindert effektives Abnehmen, was aber die erste Therapie des Diabetes wäre. Alleine durch Gewichtsabnahme kann ein Typ-II-Diabetiker seinen erhöhten Blutzuckerspiegel stark absenken und damit sehr viel zu seiner Genesung beitragen. Ähnliches gilt für erhöhte Cholesterin- und Blutfettwerte. Ziehen Sie im Zweifelsfall einen zweiten Arzt zurate. Es ist immer gut, eine zweite Meinung zu hören, vor allem, wenn es um Therapien mit starken Nebenwirkungen geht.

TIPP

Leben Sie auch nach dem Motto „Für meine Krankheiten sind mein Schicksal, meine Eltern und die Süßigkeitenindustrie verantwortlich, für meine Gesundheit der Arzt und die Krankenkasse?“ Denken Sie mal drüber nach …

KEINE WIRKUNG OHNE NEBENWIRKUNG

Medikamente sollen gesund machen und Krankheiten heilen. Oftmals sind sie notwendig und machen sehr viel Sinn. Die meisten haben aber mehr oder weniger starke Nebenwirkungen, über die Sie Bescheid wissen sollten, vor allem, wenn Sie ein Medikament über längere Zeit einnehmen müssen.

Die unerwünschten Wirkungen von Medikamenten werden oft stark unterschätzt. Von Abgeschlagenheit, Müdigkeit, Übelkeit, Durchfall, Erbrechen bis zu Geschmacksveränderungen, Sehstörungen, Kopfschmerzen oder Gewichtsveränderungen ist alles möglich.
Lassen Sie sich von Ihrem Arzt genau erklären, welche Medikamente Sie wie lange nehmen sollen und in welcher Dosierung. Lassen Sie sich auch über eventuelle Nebenwirkungen und Gegenanzeigen aufklären.

Eine Studie der Medizinischen Hochschule Hannover hat ergeben, dass in deutschen Kliniken jährlich bis zu 58.000 Menschen durch unerwünschte Arzneimittelwirkungen sterben! Etwa die Hälfte dieser Todesfälle wäre vermeidbar gewesen.
Wenn Sie Bedenken wegen der Nebenwirkungen haben, fragen Sie, ob es Alternativen gibt und was Sie selber zu Ihrer Heilung beitragen können. Besonders kritisch ist es, wenn Sie gleichzeitig mehrere Medikamente nehmen, die sich gegenseitig in ihren Nebenwirkungen beeinflussen.
Gleichzeitig gilt aber auch: doktern Sie nicht selber mit Ihren Medikamenten herum, nach dem Motto: heute nehmen ich mal die grünen und morgen die roten Pillen. Denn auch Medikamente während der Behandlung einfach mal NICHT zu nehmen kann gefährlich werden.

TIPP

Wann immer Sie ein gesundheitliches Problem ohne Einnahme von Medikamenten lösen können, zum Beispiel durch eine Lebensstiländerung, sollten Sie das zuerst tun. Wenn Sie wirklich Medikamente brauchen, dann nehmen Sie sie auch.

DIE FETTEN JAHRE SIND VORBEI: VON BIERBÄUCHEN UND ANDEREN VERFORMUNGEN

Glauben Sie nicht den T-Shirts mit der Aufschrift: „Bier formte diesen wunderschönen Körper". Wunderschön ist definitiv anders! Zu viel Fett ist nicht adrett. Aktuelle Untersuchungen zeigen, dass beim Übergewicht vor allem die Fettverteilung eine Rolle spielt. Der dicke Bauch ist nicht nur unschön, sondern regelrecht gefährlich.

Früher galten Dicke als gemütlich und ein dicker Bauch war Zeichen von Wohlstand. Tja, die fetten Jahre sind vorbei. Mittlerweile zeigen immer mehr Untersuchungen, dass gerade der dicke Bauch besonders gesundheitsgefährdend ist. Bei Übergewicht spielt die Fettverteilung eine wichtige Rolle: Das subkutane Fett direkt unter der Haut, beispielsweise an Po und Hüften, dient hauptsächlich als Energiespeicher und ist zwar unschön, aber nicht sonderlich gefährlich. Das interstitielle „innere" Fett im Bauchraum hingegen ist ein sehr aktives Gewebe, das in den Stoffwechsel eingreift und die Entstehung diverser Erkrankungen fördern kann. Hier werden verschiedene Substanzen und Hormone produziert, die zum Beispiel eine Insulinresistenz verstärken, zu hormonabhängigen Krebsarten führen und den Blutdruck erhöhen können – quasi lebensgefährlich. Auf lange Sicht zumindest.

TIPP

Selbst ist der Mann bzw. die Frau! Messen Sie Ihren Bauchumfang mit einem Maßband, etwa in Höhe des Bauchnabels und checken Sie Ihr Risiko.
Zum Messen sollten Sie entspannt stehen und ausatmen, jedoch nicht den Bauch einziehen. Machen Sie sich selber nichts vor. Bei Frauen sind Werte bis 80 cm im grünen Bereich, 80 bis 88 cm sind bereits mit erhöhtem Risiko behaftet und ab 88 sollte frau unbedingt abnehmen. Männer dürfen bedenkenlos einen Bauchumfang bis 94 cm haben, richtig kritisch wird es ab 102 cm – dann ist das „Bierdepot" mehr als voll ...

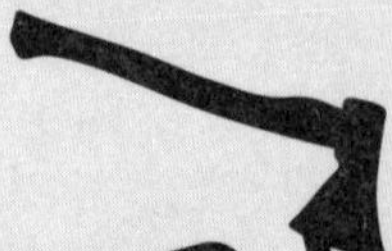

PEST DER NEUZEIT: DIABETES TYP II

Die Zuckerkrankheit breitet sich epidemieartig aus. Das Gefährliche daran: Zu Beginn merkt man gar nicht, dass man krank ist. Die Spätschäden sind aber gravierend. Daher ist die Früherkennung so wichtig.

Mittlerweile leiden acht Millionen Deutsche unter Diabetes Typ II, schätzungsweise gibt es noch einmal so viele, die ihre Krankheit noch nicht erkannt haben.
„Ach, das bisschen Zucker“, eine typische Aussage eines fröhlichen übergewichtigen Typ-2-Diabetikers beim Kaffeeklatsch. „Ihre Zuckerwerte sind ein bisschen erhöht, eigentlich sollten Sie weniger Süßes essen“ ein typischer Ratschlag eines überforderten Arztes.
Diese Art der Zuckerkrankheit wird oft lange nicht ernst genommen, da ein hoher Blutzucker ebenso wenig wehtut wie ein erhöhter Blutdruck. Sie spüren allerdings ein verstärktes Durstgefühl, Müdigkeit und häufiges Wasser lassen müssen. Wer aber über Jahre einen unentdeckten Diabetes in sich trägt, kann später gravierende Organ-

schäden und Durchblutungsstörungen erleiden. Risikofaktoren sind Erkrankungen bei nahen Verwandten und Übergewicht.

Zur Früherkennung reicht es nicht, nur gelegentlich den Blutzucker zu messen. Lassen Sie von Ihrem Arzt Blutzucker-Belastungstests durchführen und fragen Sie nach speziellen Insulinresistenz-Tests (HOMA- und Quick-Index). Der Blutzucker ist noch lange normal, während der Insulinspiegel bereits stark erhöht ist – als Zeichen einer zunehmenden Insulinresistenz. So können Sie die Erkrankung bereits im Frühstadium erkennen und behandeln.

TIPP

Sind Sie diabetesgefährdet? Machen Sie regelmäßig einen Check und lassen Sie die folgenden Werte bestimmen:

- Body-Mass-Index: $\frac{\text{Körpergewicht [kg]}}{\text{Körpergröße [m]} \times \text{Körpergröße [m]}} \leq 25$
- Nüchternblutzucker ≤ 120 mg/dl
- HbA1c ≤ 6,5 %
- Triglyceride ≤ 200

Wenn Ihre Werte diese Grenzen überschreiten, könnte ein Diabetes-Typ vorliegen.

INSULIN IST EIN MASTHORMON!

Insulin macht dick. Nicht nur den, der schon Diabetes hat, sondern alle, die noch auf dem Weg dahin sind. Insulin ist ein Masthormon, und da es vor allem nach dem Konsum von Zucker produziert wird, ist ständiger Zuckerkonsum gefährlich.

Insulin ist als eines der wichtigsten Stoffwechselhormone im Körper vor allem für den Transport von Zucker und Fett in die Körperzellen zuständig. Wann immer Sie Kohlenhydrate (Zucker und Stärke) essen, schüttet die Bauchspeicheldrüse Insulin aus, welches die Zelltüren für die Zuckermoleküle öffnet und so deren Transport in die Zelle ermöglicht.
Wenn ein Mensch zu viel Zucker oder schnell verdauliche Kohlenhydrate – z. B. in Form von Weißmehlprodukten – zu sich nimmt, schließen die Zellen irgendwann ihre Türen für Zucker, um sich so vor Überfütterung zu schützen. Der dadurch entstehende hohe Blutzucker führt dazu, dass noch mehr Insulin ausgeschüttet wird.

Die Folge: hoher Blutzucker und hoher Insulinspiegel. Hier beginnt die Insulinresistenz, was bedeutet, dass Insulin nicht mehr richtig wirkt. Dies ist bereits eine Vorstufe zu Diabetes Typ II.

Der erhöhte Insulinspiegel ist gefährlich: Zum einen macht Insulin dick, da es die Fettspeicher füllt und gleichzeitig die körpereigene Fettverbrennung blockiert. Zum anderen fördert es die Zellalterung, es stimuliert unter anderem die Zellen der Blutgefäße zur Teilung, die dann wuchern und Verengungen der Blutgefäße bewirken. Daher haben vor allem Typ-II-Diabetiker, deren Insulinspiegel oft dramatisch erhöht ist, ein besonders hohes Risiko für Herz-Kreislauf-Erkrankungen. Also weniger Süßes essen und mehr Energie verbrauchen = bewegen. Dann normalisieren sich Blutzucker- und Insulinwerte meist von selbst.

TIPP

Nutzen Sie die Möglichkeiten, Ihre Blutzucker- und Insulinwerte zu messen, damit Sie einen Diabetes Typ II frühzeitig erkennen können. Hier funktionieren am besten ein Blutzucker-Belastungstest oder neue Methoden zur Insulinspiegelmessung wie HOMA- und Quicki-Index. Fragen Sie Ihren Arzt danach. Selbsttests mit Urinstäbchen bringen wenig, lassen Sie sich lieber professionell bei Ihrem Arzt durchchecken.

VERSTECKSPIEL MIT DEM ZUCKER

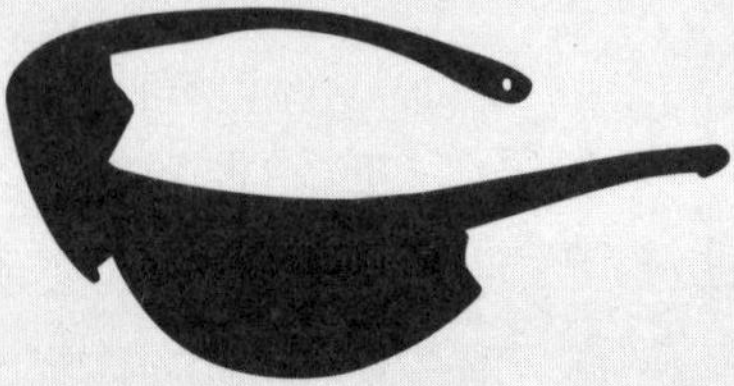

Bei dem Wort „Zucker" denken die meisten Menschen an die weißen Krümel, die sie täglich in ihren Kaffee streuen. Zucker ist aber viel mehr. Er versteckt sich unter verschiedenen Namen, in vielen Lebensmitteln und macht über Jahre schleichend dick, ohne dass es zunächst jemand merkt.

Als Zucker gelten landläufig vor allem Saccharose (= Haushaltszucker) und Glukose (= Traubenzucker). Zucker findet sich mittlerweile in vielen Lebensmitteln, nicht nur in Süßigkeiten. So enthalten beispielsweise viele Soßen, Wurstwaren, Säfte sowie Fertigprodukte, selbst Brot und Brötchen Zucker. Auf der Zutatenliste steht aber meistens nicht Zucker, sondern der chemische Fachbegriff, so dass die süßen Fallen oft nicht auf Anhieb zu erkennen sind. Schauen Sie beim Einkaufen auf die Zutatenliste und dort auf Wörter mit den Endungen -ose und -dextrin.

Der Pro-Kopf-Verbrauch an klassischem Haushaltszucker ist in den letzten Jahren zurückgegangen, da immer mehr Lebensmittelhersteller Fruktose, Glukosesirup oder andere Zuckerarten verwenden. Das ist jedoch kritisch zu betrachten, da diese oft einen geringeren Sättigungseffekt haben und sich gleichzeitig ungünstig auf den Stoffwechsel auswirken. Vor allem der High Fructose Corn Syrup (HFCS) wurde in den letzten Jahren sehr kritisch untersucht und steht in Verdacht, in hohen Mengen, z. B. in Softdrinks genossen, ein weiterer Auslöser von Übergewicht und metabolischem Syndrom zu sein.

Auch Zuckeraustauschstoffe (z. B. Sorbit), Süßstoffe und alternative Süßungsmittel wie Stevia stellen nicht unbedingt eine Lösung des Problems dar, da auch sie bei vielen Menschen ähnlich wie Zucker wirken und beispielsweise zu einer Insulinausschüttung führen, was die Entstehung von Übergewicht begünstigt.

TIPP

Zucker war früher so wertvoll, dass er nur in der Apotheke verkauft wurde. Versuchen Sie mal alles, was süß schmeckt, unter diesem Blickwinkel zu sehen: als Genussmittel, das man sich ab und zu mal gönnt, das aber nicht dem täglichen Sattmachen dient!

FREIE RADIKALE – UNRUHESTIFTER IN DEN ZELLEN

Freie Radikale zerstören Zellen. Sie sind einer der Hauptgründe für Alterungsprozesse. Normalerweise verfügt der Organismus über genügend eigene Schutzmechanismen, Sie sollten Ihr Immunsystem jedoch nicht überfordern. Stellen Sie Ihrem Körper viele natürliche Radikalenfänger aus Obst und Gemüse zur Verfügung.

Die Umwelt hält viele Stressfaktoren bereit, die Sie vielleicht gar nicht als solche wahrnehmen. Sie bewirken, dass im Körper die so genannten freien Radikale entstehen, das sind veränderte Sauerstoffmoleküle, die Zellen altern lassen und zerstören. Die freien Radikale entstehen bei allen Stoffwechselvorgängen und können normalerweise problemlos durch Antioxidantien aus der Nahrung neutralisiert werden. Sie sollten sich aber nicht zu häufig und intensiv den Quellen für Radikalentstehung aussetzen, damit keine dauerhaften Schäden entstehen.

FREIE RADIKALE ENTSTEHEN BEISPIELSWEISE DURCH:

- ☆ Sonnenbestrahlung (UV-Licht)
- ☆ Nikotin/Rauch
- ☆ Abgase
- ☆ Zusatzstoffe in stark verarbeiteten Lebensmitteln
- ☆ Angebranntes Fleisch (Grillen)
- ☆ Extreme sportliche Aktivitäten

DIE BESTEN ANTIOXIDANTIEN FINDEN SIE HIER:

- ☆ Obst, Früchte: Vitamin C
- ☆ Nüsse: Vitamin E, Selen
- ☆ Gelbes, grünes, rotes Gemüse: Karotin
- ☆ Grüner Tee: Epigallocatechingallat

VIELE WEITERE SEKUNDÄRE PFLANZENSTOFFE IN:

- ☆ Kräutern, Gewürzen, Sellerie, Knoblauch usw.
- ☆ sämtlichen Gemüsesorten, Schwarztee, Kaffee, Schokolade

TIPP

Sekundäre Pflanzenstoffe sind die Geschmacks-, Geruchs- und Farbstoffe in Pflanzen. Je intensiver ein pflanzliches Lebensmittel schmeckt, riecht oder gefärbt ist, umso besser. Schauen Sie auf Ihren Teller: Sie sollten mindestens drei Farben sehen.

CHOLESTERIN – GUT ODER BÖSE?

„Wer einen hohen Cholesterinspiegel hat, darf keine Eier essen?" Ein Schreckgespenst der Ernährungswissenschaft ist Gott sei Dank verschwunden. Und jetzt, alles ganz anders beim Cholesterin? Nicht ganz, denn ein differenzierter Blick aufs Thema ist wichtig.

Cholesterin wird überall im Körper gebildet. Es ist unentbehrlicher Bestandteil der Zellen und nötig für die Bildung von Hormonen, Vitamin D und Gallensäure. Der Mensch nimmt Cholesterin auch über die Nahrung auf. Der Cholesterinspiegel im Blut ist aber weniger von der Nahrung abhängig, als man früher gedacht hat. Ab und zu ein Ei zu essen, hat kaum Einfluss darauf. Die körpereigene Produktion wird allerdings von der Aufnahme großer Mengen gesättigter tierischer Fette negativ beeinflusst. Isst der Mensch dauerhaft zu viel Fett und Cholesterin, kommt es zu einem erhöhten Cholesterinspiegel.

Es gibt verschiedene Arten von Cholesterin, im Volksmund „gutes" und „schlechtes" Cholesterin genannt. Je nachdem, in welcher Form es an Proteine gebunden im Blut transportiert wird, hat es ungünstige oder günstige Eigenschaften. Das LDL-Protein (Low Density Lipoprotein) transportiert Cholesterin zu den Zellen und beschleunigt die Arteriosklerosebildung, da es sich an die Gefäßwände ablagert. Das HDL-Protein (High Density Lipoprotein) funktioniert wie eine Art Räumungskommando, es transportiert überflüssiges Cholesterin zur Leber ab, wo es entsorgt wird.

Man misst zunächst den Wert des Gesamtcholesterins im Blut. Bis 200 mg/dl liegt dieser im Normalbereich. Bei einem erhöhten Wert sollten LDL und HDL getrennt bestimmt werden. Das „schlechte" LDL sollte unter 155 mg/dl sein, das „gute" HDL über 45 mg/dl liegen:

☆ JE MEHR HDL DESTO BESSER!

TIPP

Lassen Sie durch den Cholesterin-Check feststellen, ob Sie erhöhte Werte haben – vor allem das LDL/HDL-Verhältnis ist wichtig. Wenn das der Fall ist, ändern Sie Ihren Lebensstil. Sie brauchen nicht gleich Medikamente, Sie können selber Erhebliches für Ihre Gesundheit tun. Das A und O sind Bewegung und körperliche Aktivität, daneben Abnehmen, Rauchen aufhören und besseres Essen (siehe nächster Tipp). Wenn durch natürliche Methoden nichts zu machen ist oder wenn Sie zu den Risikopatienten gehören, die bereits einen Schlaganfall oder Herzinfarkt hatten, sollten Sie Medikamente nehmen.

DEN CHOLESTERINSPIEGEL GANZ NATÜRLICH SENKEN

Es gibt mittlerweile verschiedene pflanzliche Produkte, die ganz natürlich den Cholesterinspiegel senken. Auch immer mehr Lebensmittel sind mit cholesterinsenkenden Stoffen angereichert.

In Apotheken und Reformhäusern gibt es mittlerweile verschiedene pflanzliche Produkte, die einen erhöhten Cholesterinspiegel auf ganz natürliche Weise senken können. Rotes Reismehl beispielsweise, ein Wirkstoff aus der traditionellen chinesischen Medizin, wirkt hemmend auf die Produktion von Cholesterin in der Leber. In Studien sank der Wert des LDL bei Einnahme eines Produktes mit dem Wirkstoff Monacolin um bis zu 54 Prozent; der Wert des positiven HDL stieg um bis zu 75 Prozent. Dieser Wirkstoff funktioniert nach einem ähnlichen Prinzip wie Statine (Cholesterinsenker), hat aber kaum Nebenwirkungen. Die Einnahme von Medikamenten kann so möglicherweise verringert oder sogar gänzlich vermieden werden.
Viele weitere Produkte sind mittlerweile erhältlich, die die Gesamtcholesterin- und LDL-Werte senken und HDL

erhöhen, wie z. B. die so genannten Omega-3-Fette oder das Vitamin B_3 (Niacin).
Doch auch mit ganz normalen Lebensmitteln können Sie einem hohen Cholesterinspiegel entgegenwirken. Meistens hilft es schon, tierische Fette in Wurstwaren, Milchprodukten und Süßigkeiten zu reduzieren und stattdessen mehr pflanzliche Öle zu verwenden.
Was ganz natürlich hilft Cholesterin auszuscheiden, sind die löslichen Ballaststoffe in Haferflocken, aber auch Guarkernmehl.
Eine weitere Möglichkeit sind Produkte mit zugesetzten Pflanzensterinen wie Joghurtdrinks, Diätmilch und Käse. Diese sind allerdings nur für Menschen empfehlenswert, die tatsächlich einen erhöhten Cholesterinwert haben.
Die Produkte sind sehr viel teurer als „normale" und haben zudem einen unerwünschten Nebeneffekt: bei regelmäßigem Verzehr können sie auch den Beta-Karotin-Spiegel im Blutserum reduzieren. Daher empfiehlt der wissenschaftliche Ausschuss *Lebensmittel* der EU, nicht mehr als drei Gramm Pflanzensterine pro Tag aufzunehmen.

TIPP

Essen Sie regelmäßig pflanzliche Lebensmittel, die auf natürliche Weise helfen, den Cholesterinspiegel zu senken. Lassen Sie sich hierzu von Ihrem Apotheker oder im Reformhaus beraten.

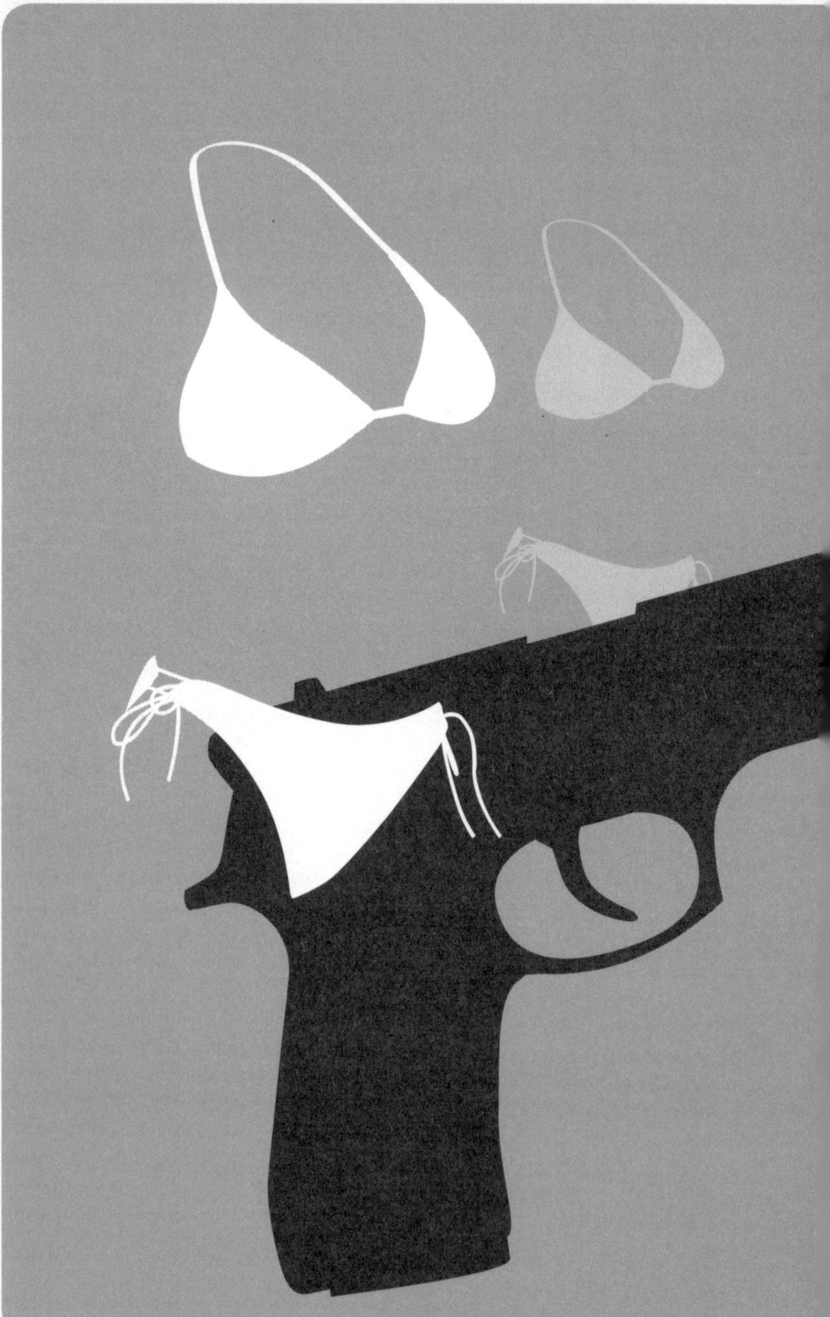

CHECK IT OUT!

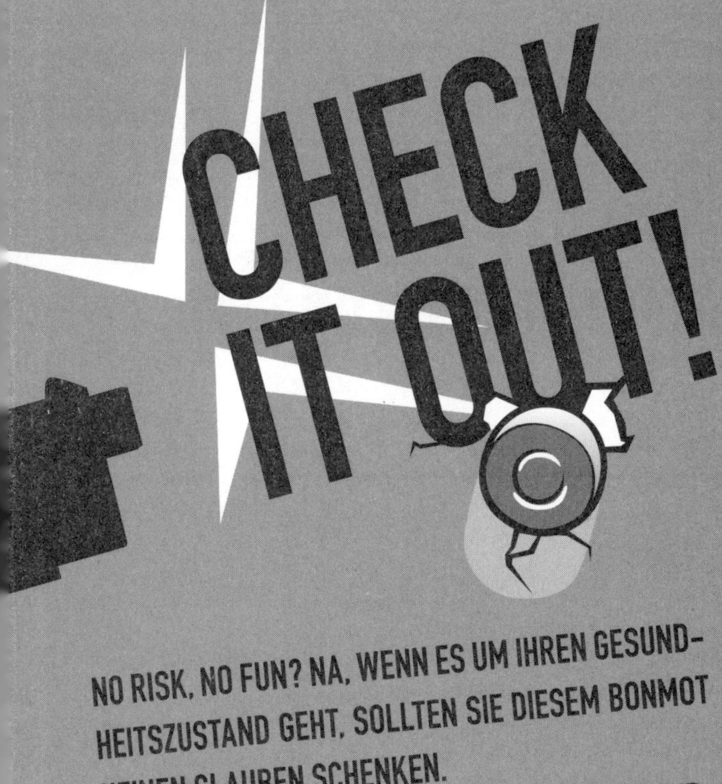

NO RISK, NO FUN? NA, WENN ES UM IHREN GESUNDHEITSZUSTAND GEHT, SOLLTEN SIE DIESEM BONMOT KEINEN GLAUBEN SCHENKEN.

IM GEGENTEIL: MINIMIEREN SIE IHRE GESUNDHEITSRISIKEN! UND WIE IM STRASSENVERKEHR GILT HÄUFIG: GEFAHR ERKANNT, GEFAHR GEBANNT. EINE REIHE VON GESUNDHEITSCHECKS KÖNNEN SIE GANZ EINFACH SELBST DURCHFÜHREN.

IHR KÖRPER IST WIE EIN BANKKONTO.

Viele Menschen heben immer nur von ihrem Gesundheitskonto ab, ohne jemals etwas einzuzahlen. Das kann auf Dauer nicht funktionieren und führt irgendwann zum Zusammenbruch des Systems.

Der menschliche Körper ist ziemlich robust und kann viel verkraften. Die meisten lebensbedrohlichen Krankheiten entstehen langsam und schleichend, ohne dass man das am Anfang überhaupt merkt. Kranke Organe bringen noch hundert Prozent Leistung, auch wenn sie schon um mehr als die Hälfte zerstört sind. Doch irgendwann kommt der Zusammenbruch, eine Krankheit bricht aus – und dann ist es oft schon zu spät, weil Regeneration schwierig bis unmöglich ist.

STÄNDIG AUF PUMP LEBEN GEHT NICHT!

Ihr Körper ist wie ein Bankkonto – immer nur abheben funktioniert auf Dauer nicht. Sie müssen auch etwas einzahlen: Gesunde Nährstoffe beispielsweise, Entspannungspausen, Massagen, gute Gespräche, Genuss, Urlaub, Streicheleinheiten. Um etwas abheben zu können, muss erst mal was da sein. Um immer wieder Leistung zu bringen, müssen Sie Ihre Energiereserven immer wieder auffüllen. Viele Menschen leben dauerhaft auf Pump – und die Zinsen werden immer höher. Geben Sie Ihrem Körper das, was er braucht – dann wird er lange guten Dienst für Sie tun.

TIPP

Zahlen Sie immer wieder auf Ihr Gesundheitskonto ein: Alles, was Ihrem Körper und Geist guttut!

DER PERSÖNLICHE GESUNDHEITSCOACH – TREND, GELDABZOCKE ODER ECHTE HILFE?

In China seit Jahrtausenden praktiziert: Der Arzt als Begleiter des gesunden Menschen, der dafür zuständig ist, die Gesundheit zu erhalten.

In Europa gilt im Gesundheitsbereich das Prinzip der Heilung von Krankheiten. Zum Arzt geht man, wenn man krank ist, und der Arzt heilt den Menschen bzw. unterstützt ihn bei der Heilung, soweit es nach dem aktuellen Stand der Wissenschaft möglich ist. Bei dieser Art der Vorgehensweise spielen die Entstehung der Krankheit und die Eigenverantwortung des Menschen eine untergeordnete Rolle. Es gibt auch andere Ansätze. In der traditionellen chinesischen Medizin ist es genau

anders herum, hier wird seit Jahrtausenden das Prinzip der Gesundheitsprävention gelebt: Der Arzt ist dafür zuständig, dass der Mensch gesund bleibt. Ratschläge über Ernährung, Bewegung und allgemein gesundheitsförderliches Verhalten gehören dazu. Auch in Europa gibt es immer mehr Ansätze in Richtung Gesundheitsprävention. Schon alleine weil die Gesundheitssysteme kostenmäßig explodieren.
So wie im Sport gibt es auch im Ernährungs- und Gesundheitsbereich immer mehr Coaches, die gesunde Menschen begleiten, um deren Gesundheit zu erhalten und ihnen dabei helfen, gar nicht erst krank zu werden. Suchen Sie sich einen solchen Coach oder Personal Trainer und sparen Sie sich dafür zukünftig die teuren Zuzahlungen für Medikamente und Praxisgebühren. Sie können viel selber aktiv für Ihre Gesundheit tun.

TIPP

So finden Sie den richtigen Coach:

☆ Achten Sie auf Sympathie, Bauchgefühl und ob dieser Mensch sich wirklich für Sie interessiert und es Ihnen zutraut, Ihren Lebensstil zu ändern.

☆ Vereinbaren Sie ein kostenloses Gespräch zum Kennenlernen, fragen Sie nach Qualifikationen und Methoden.

☆ Ein Coach ist dann gut, wenn er Ihnen nicht nach dem Mund redet, sondern Sie herausfordert und dafür sorgt, dass Sie Ihre Ziele erreichen.

EINMAL IM JAHR SOLLTEN AUCH SIE ZUM TÜV

Ihr Auto bringen Sie regelmäßig zum TÜV, aber was ist mit Ihrem Körper? Wenn es um die Gesundheit geht, handeln viele Menschen nach der Maxime: „es wird schon gut gehen", und versäumen, lebensbedrohliche „Mängel" frühzeitig zu erkennen und zu behandeln.

Unabhängig von den gesetzlich empfohlenen und von Krankenkassen finanzierten Vorsorgeuntersuchungen macht es Sinn, spätestens ab dem 40. Lebensjahr einmal im Jahr einen Check-up beim Arzt zu machen und zu klären, ob noch alles im grünen Bereich ist.
Nachdem es sich bei diesen Früherkennungsmaßnahmen üblicherweise um Leistungen handelt, die Sie privat bezahlen müssen, können Sie erwarten, dass der Arzt sich für den Check-up auch Zeit nimmt.
Vor allem die Erläuterung der Ergebnisse und der sich aus diesen ergebenden Konsequenzen sollten nicht gerade stichwortartig zwischen Tür und Angel diskutiert werden.

TIPP

☆ LASSEN SIE AB DEM 40. LEBENSJAHR JÄHRLICH FOLGENDE PARAMETER MESSEN BZW. ORGANE UNTERSUCHEN:

- Gewicht, Köperfettanteil und Bauchumfang
- Blutdruck
- Urin
- Blutuntersuchung mit Analyse von
  - Nierenwerten
  - Blutfettwerten
  - Blutbild
  - Entzündungswerten
  - Leberwerten
  - Eiweiß
  - Blutzucker
  - AA:EPA < 3 (optimal: 1,5)*
- Krebsmarker (z. B. PSA bei Männern)
- EKG mit Belastung (siehe S. 64f.)
- Stuhluntersuchung auf Blutbeimengungen
- Prostata bei Männern (siehe S. 62f.)
- Gebärmutter/Brustdrüse bei Frauen

*(= Verhältnis Arachidonsäure zu Eicosapentaensäure)

HABEN SIE EIN PERSÖNLICHES GESUNDHEITS-ARCHIV?

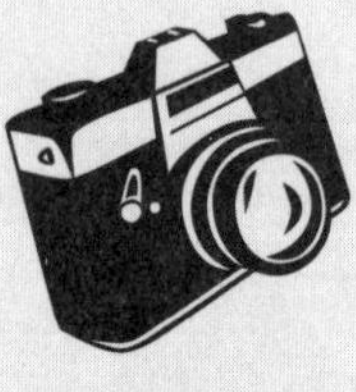

Fotoalben, Steuerordner, Haushaltsbuch – das alles machen Sie selber, damit Sie ja nicht den Überblick verlieren. Doch wer verwaltet Ihr Gesundheitsarchiv?

Sie kennen sicher das Problem: Aus irgendeinem Grunde wird ein Arztbesuch beim Spezialisten erforderlich, der Sie bisher noch nicht kennt, und Sie müssen zum x-ten Male Ihre medizinische Vorgeschichte erläutern. Spätestens wenn besondere Operationen, Risiken oder auch medikamentöse Behandlungen vorausgegangen sind, will der Arzt Näheres wissen, und Sie können nur mit Achselzucken reagieren.

Dies passiert Ihnen nicht, wenn Sie akribisch alle Vorgänge, Behandlungen, Laboruntersuchungen etc. in Ihrer eigenen Gesundheitsakte archivieren. So können

Sie sicherstellen, dass ein neuer oder anderer Arzt weiß, was mit Ihnen los ist, und Sie richtig behandelt. Behalten Sie selber den Überblick über Ihre Krankheiten und Behandlungen. Sie können das auf althergebrachte Weise durch Ablage entsprechender Kopien in einem Ordner erreichen. Heutzutage macht es auch Sinn, diese Dinge über EDV auf Ihrem Computer so zu archivieren, dass Sie jederzeit, von extern und auch im Ausland, darauf zugreifen können. Viele Firmen bieten bereits einen entsprechenden Service an. Informieren Sie sich doch hierzu mal im Internet.

Übrigens, wenn Ihr Arzt die Unterlagen nicht zur Verfügung stellen will, ist dies zumindest seltsam, denn juristisch haben Sie ein Anrecht auf Einsichtnahme und Kopie. Lediglich wenn es sich um persönliche, stark subjektiv ausgerichtete Bemerkungen des Arztes in seinen Unterlagen handelt, beispielsweise bei psychotherapeutischen Sitzungen, kann der Arzt diese Teile seiner Dokumentation zurückhalten.

TIPP

Richten Sie sich ein Gesundheitsarchiv ein und behalten Sie so den Überblick über Arztbesuche, Erkrankungen, Impfungen, Ergebnisse von Blutuntersuchungen usw.

STOPP! NICHT „EINFACH MAL SO" VITAMIN-TABLETTEN NEHMEN!

Eine Frage, die sich viele Menschen immer wieder stellen: Ist es sinnvoll oder gar notwendig, Vitaminpräparate zu nehmen? Bevor Sie zur Pille greifen: Lassen Sie im Labor bestimmen, welche Sie überhaupt brauchen.

Sie essen regelmäßig Obst, Salat und Gemüse? Täglich 5-mal frisch, aus dem eigenen Garten direkt auf den Tisch? Dann nehmen Sie wahrscheinlich genügend der so genannten „Mikronährstoffe" wie Vitamine und Mineralstoffe zu sich. Aber wer kann das schon – wer macht das schon? Jeder Mensch is(s)t anders, jeder hat einen anderen Bedarf, und die meisten essen heutzutage eher Fertigprodukte und industrielle Lebensmittel.

Dazu kommt, dass jeder Mensch einen anderen Bedarf an Mikronährstoffen hat. Dieser hängt beispielsweise von Alter, Geschlecht, Größe, Gewicht, sportlicher Aktivität, persönlicher Lebenssituation, Einnahme von Medikamenten und vielem mehr ab. Einfach so eine

Multivitamintablette zu nehmen schadet in der Regel nicht, macht aber auch wenig Sinn, weil die teuren Vitamine oft ungenutzt wieder ausgeschieden werden. Viel schlauer ist es über eine Analyse Ihres Blutes zu bestimmen, welche Nährstoffe Sie überhaupt benötigen und welche nicht. Worauf Sie achten sollten: Manche fettlöslichen Vitamine, z. B. Vitamin A, können sich in hohen Dosierungen auch negativ auswirken. Mineralstoffe wie z. B. Magnesium oder Eisen, sollten ebenfalls nicht unreflektiert in großen Mengen eingenommen werden, da sie sich gegenseitig bei der Aufnahme in den Körper behindern.

TIPP

Hormonelle Verhütung mit der Pille, Untergewicht, chronische Erkrankungen sowie Alkohol- und Zigarettenkonsum sind beispielsweise einige der zusätzlichen Risikofaktoren, die zu einer mangelnden Vitaminversorgung führen können. Lassen Sie beim Arzt oder in der Apotheke eine Laboranalyse durchführen und Ihren Vitaminstatus bestimmen. Darauf aufbauend können Sie entsprechende Nahrungsergänzungspräparate nehmen oder sogar ein ganz auf Ihre Bedürfnisse abgestimmtes Produkt herstellen lassen. Die Analyse können Sie auch nach einiger Zeit wiederholen und überprüfen, ob das Präparat gewirkt hat, ob Sie es weiter einnehmen sollten oder ob ein anderes Präparat angezeigt ist.

KANN ICH MEIN HERZINFARKTRISIKO MESSEN LASSEN?

In den letzten Jahren wurde ein Stoffwechsel-Produkt entdeckt, das direkt mit dem Risiko für Herzinfarkt zusammenhängt: *Homocystein*. Es entsteht bei verschiedenen Um- und Abbauprozessen in den Zellen. Der Homocysteinspiegel im Blut gibt wichtige Hinweise für die Entstehung von Herz-Kreislauf-Erkrankungen.

Homocystein wird in fast allen Zellen bei vielen Um- und Abbauvorgängen gebildet und hat als Abbauprodukt keine eigene Funktion im Körper. Es wird normalerweise weiter verstoffwechselt. Hierfür braucht der Organismus die Vitamine B_6, B_{12} und Folsäure. Fehlen sie, reichert sich Homocystein in den Zellen an und schädigt u. a. die Gefäßwände. Ein hoher Homocysteinspiegel ist ein wesentlicher Risikofaktor für die Entstehung der Alzheimerkrankheit sowie für Schlaganfall und Herzinfarkt. Daher ist eine ausreichende Versorgung mit B-Vitaminen so wichtig.

In Deutschland ist Folsäure-Mangel (Homocysteinämie) weit verbreitet. Achten Sie daher auf eine folsäurereiche Ernährung: Folsäure kommt von Folia (=Blatt) und ist demnach hauptsächlich in grünem Blattgemüse zu finden, beispielsweise in Spinat oder Grünkohl. Dieses Vitamin ist aber licht- und hitzeempfindlich, essen Sie daher Gemüse nicht totgekocht, sondern frisch oder nur leicht blanchiert. Vitamin B_6 findet sich hauptsächlich in Vollkorngetreideprodukten, Vitamin B_{12} in tierischen Lebensmitteln. Bei Vorliegen einer Homocysteinämie macht auch die gezielte Gabe der Vitamine B_6, B_{12} und Folsäure in höheren Konzentrationen Sinn.

TIPP

Lassen Sie die Homocystein-Konzentration in Ihrem Blut messen. Die Werte sollten unter 10 Mikromol/Liter liegen. Bei erhöhten Werten sollten Sie gezielt B-Vitamine und Folsäure zu sich nehmen.

WIE STEHT'S UM IHRE BLUTFETTE?

Nicht nur Cholesterin ist gefährlich, auch die Triglyceride im Blut erhöhen das Risiko für Herzinfarkt. Hohe Werte entstehen vor allem durch Übergewicht, fett- und zuckerhaltige Nahrung, zu viel Alkohol und Zuckerkrankheit.

Fette kommen in der Natur am häufigsten in Form von Triglyzeriden (TG) vor, sie stecken in vielen tierischen und pflanzlichen Produkten und sind für den Menschen eine wichtige Energiequelle. Der menschliche Körper kann sie auch selber bilden, und zwar in erster Linie aus überschüssigen Kohlenhydraten (Zucker und Stärke). Das bedeutet: Eine fett- und kohlenhydratreiche Nahrung lässt die TG-Werte im Blut steigen. Überschüssige TGs werden in den Fettdepots gelagert. Was die TG-Werte besonders ansteigen lässt, ist Alkohol. Auch wenn moderater Genuss (z. B. von Rotwein) der Gesundheit förderlich ist, so haben größere Mengen doch wieder negative Wirkungen. Zahlreiche Studien konnten zeigen, dass hohe TG-Werte mit einem erhöhten Risiko für Herzinfarkt einhergehen, vor allem wenn die Cholesterinwerte ebenfalls zu hoch sind. Hohe TG-Werte haben auch Übergewichtige und schlecht eingestellte Diabetiker, die unbedingt ihren Blutzucker auf ein normales Niveau senken sollten.

TIPP

Lassen Sie regelmäßig neben den Cholesterinwerten auch Ihre Triglyzeride (TG) bestimmen. Optimal sind Werte von unter 150 mg/dl, wenn Sie Werte über 200 mg/dl haben, sollten Sie auf Alkohol und Zucker verzichten und gleichzeitig mehr ungesättigte Fette, z. B. Öle, zu sich nehmen. Vor allem Omega-3-Fettsäuren in Fisch und Nüssen sind sehr gut geeignet. Falls Sie übergewichtig sind, sollten Sie unbedingt abnehmen. Das ist wesentlich sinnvoller, als Medikamente zu nehmen. Bewegen Sie sich regelmäßig, und Ihre Werte werden sich wahrscheinlich automatisch bessern. Wenn allerdings alle Maßnahmen nichts nützen oder Sie es einfach nicht schaffen, Ihren Lebensstil zu optimieren, so ist es immer noch besser, fettsenkende Pillen zu schlucken, als gar nichts zu tun!

ACHTUNG!

Hohe Triglyzeridwerte sind oft das erste Anzeichen für einen Diabetes Typ II.

CRP

EIN PROTEIN FÜR DEN RISIKOCHECK

Nicht warten, bis einen ein Herzinfarkt aus heiterem Himmel trifft. Das Protein hs-CRP im Blut warnt frühzeitig vor einem erhöhten Risiko.

Kommt es im Körper zu Infekten mit einer nachfolgenden Entzündung, zeigt er dies durch Signalstoffe – so genannte Gewebehormone – an. Daraufhin wird in der Leber das hochsensitive c-reaktive Protein (hs-CRP) gebildet. Das hs-CRP hat dann die Aufgabe, unerwünschte Substanzen – vor allem Viren und Bakterien – zu markieren. Diese werden dann von anderen Immunzellen erkannt und aus dem Blut entfernt.

Ein Anstieg von hs-CRP im Blut ist also ein Hinweis dafür, dass eine Entzündung, Infektion oder bösartige Erkrankung vorliegt. Bei Arteriosklerose sind die Innenwände der Blutgefäße entzündet und es bilden sich

gefährliche Plaques (Ablagerungen in der Blutgefäßwand). Dies kann zu Herzinfarkt, Schlaganfall und Herz-Kreislauf-Erkrankungen führen.
Durch eine Messung des hs-CRP kann man die im Körperinnern ablaufenden Entzündungen frühzeitig erkennen und deren Folgen vorbeugen. Beim gesunden Menschen liegt der Serumwert von hs-CRP unter 0,6 mg/l. Als kritischer Grenzwert gelten 1,0 mg/l. Bei Werten jenseits dieser Grenze ist das Risiko für Herzinfarkt und Schlaganfall wesentlich erhöht.

TIPP

Lassen Sie einmal im Jahr Ihr hs-CRP bestimmen. So können Sie rechtzeitig ein erhöhtes Herzinfarkt-Risiko erkennen und etwas dagegen tun.

DAS EISBERG-PRINZIP DER MEDIZIN

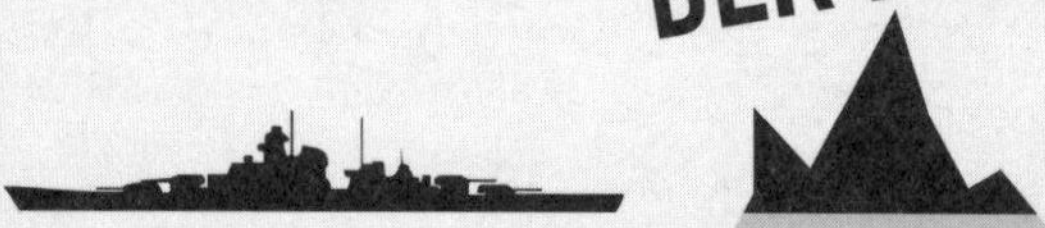

Viele gefährliche Krankheiten bleiben lange unerkannt. Wichtige Organe wie Leber oder Niere bringen scheinbar noch die volle Leistung, auch wenn sie bereits geschädigt sind. Gefahr: Man merkt lange nicht, dass etwas nicht in Ordnung ist. Erst spät erscheinen erste Symptome. Doch dann ist es meist schon zu spät.

Ein hoher Blutdruck tut nicht weh, eine Fettleber spürt man nicht, erhöhte Blutfette sieht man nicht. Genau hier liegt das Problem. Als Vorboten lebensbedrohlicher Erkrankungen wie z. B. Herzinfarkt und Schlaganfall zeigen sich bereits früh im Körper Veränderungen, die man häufig aber nicht registriert, weil sie nicht wehtun. Obwohl es in den Todesanzeigen oft heißt: „plötzlich, unerwartet, viel zu früh", kommen diese tödlichen Zwischenfälle nicht aus heiterem Himmel, sondern sind Folge langjähriger langsam fortschreitender krankhafter

Veränderungen. Diese sind in vielen Fällen durch ungünstigen Lebensstil, fehlende Bewegung und falsche Ernährung bedingt. Die Menschen haben auch verlernt, rechtzeitig Warnsignale ihres Körpers zu registrieren und entsprechend zu handeln.

Üblich ist vielmehr, dass man frühestens bei veränderten Laborwerten reagiert und dann auch viel lieber eine Pille schluckt, statt den ursächlich verantwortlichen Lebensstil zu verändern.

TIPP

Lernen Sie die Signale Ihres Körper wieder zu erkennen und richtig zu interpretieren.

Beispiel: Wenn Sie morgens schwer aus dem Bett kommen und sich kaputt fühlen, den ganzen Tag über müde sind oder Schlafstörungen haben, sind das bereits Zeichen von nicht optimaler Gesundheit. Kopfschmerzen, Müdigkeit, Unwohlsein, verminderte geistige Leistungsfähigkeit deuten ebenfalls darauf hin, dass der Körper nicht in optimaler Verfassung ist.

Die falsche Therapie ist, hier nur eine Tablette zu nehmen, weil diese ausschließlich die Symptome behandelt und falsche Sicherheit vorgaukelt. Lassen Sie lieber checken, wo das eigentliche Problem liegt, und ändern Sie wenn nötig Ihren Lebensstil.

MÄNNER, SCHAUT MAL BEIM UROLOGEN REIN!

Auch wenn die Ergebnisse einer PSA-Wert-Bestimmung alleine nicht immer ausreichen – es lohnt sich für Männer ab 50, diesen Test regelmäßig durchzuführen. Damit kommen Sie dem gefährlichen Prostatakrebs schnell auf die Schliche.

Das Prostatakarzinom ist die häufigste bösartige Erkrankung des Mannes, weshalb hier Früherkennungsstrategien besonders sinnvoll erscheinen. So ist es für den Mann ab 50 vorgesehen, dass er sich alle fünf Jahre beim Facharzt (Urologen) auf Kosten der Krankenkassen untersuchen lassen kann.
Neben der gesetzlich empfohlenen Früherkennung gibt es seit geraumer Zeit einen Laborwert (PSA), der ebenfalls eine Aussage über das Risiko einer bösartigen Prostataerkrankung zulässt.

Die Krankenkassen bezahlen die Kosten für diese Laboruntersuchung nicht, weil es gelegentlich zu falsch positiven und falsch negativen Aussagen kommt.
Falsch positiv bedeutet in diesem Zusammenhang, dass hohe Werte gemessen werden, ohne dass eine Krebserkrankung vorliegt. Falsch negativ und damit wesentlich folgenreicher ist das Ergebnis dann, wenn der Wert im Normalbereich gelegen ist, obwohl eine Krebserkrankung vorliegt.
Daher lohnt es sich, auch weitere Checks durchführen zu lassen. Ihre Gesundheit sollte es Ihnen wert sein. Denken Sie immer dran: Gesundheit ist nicht alles, aber ohne sie ist alles nichts.

TIPP

Lassen Sie trotz gewisser Mängel der Interpretation Ihren PSA-Wert mindestens einmal jährlich bestimmen, das tut nicht weh und kostet nicht viel. Werte zwischen 0 und 2,5 Mikrogramm/l gelten als unbedenklich, höhere Werte bedürfen einer Abklärung. Sofern erhöhte Werte vorliegen, sollte zusätzlich eine urologische Untersuchung sowie eine Ultraschalluntersuchung erfolgen. Es macht Sinn, den PSA-Wert über mehrere Jahre zu beobachten und bei Abweichungen sofort zu handeln. Auch bei normalen PSA-Werten sollten Sie regelmäßig zur Vorsorgeuntersuchung einen Facharzt besuchen.

MIT 50 DEN ERSTEN MARATHON?

Menschen über 50 sollten einmal im Jahr ein Belastungs-EKG durchführen und dabei ihre Leistungsfähigkeit bestimmen lassen. Vor allem, wenn sie sich neuen sportlichen Herausforderungen stellen wollen.

Regelmäßige körperliche Betätigung und eine daraus resultierende hohe Leistungsfähigkeit sind der beste Schutz vor Herzinfarkt und vorzeitigem Altern. Aber wie viel Training ist sinnvoll und wie stark darf man sich belasten bzw. wann wird der Sport gefährlich? Eine nicht unerhebliche Anzahl von Menschen erliegt einem Herzinfarkt, wenn der erste Schnee fällt und früh am Morgen das anstrengende Schneeräumen vor der Haustür ansteht. Für einen Untrainierten ähnlich beschwerlich wie auf einmal lange Strecken zu joggen. Die besten Aussagen über Ihren körperlichen Zustand erhalten Sie bei einem Belastungs-EKG. Dabei wird unter anderem die so genannte PWC (Personal Working Capacity),

also die individuelle körperliche Leistungsfähigkeit eines Menschen bestimmt. Sie können auf diese Weise sehen, ob Sie in einem guten oder schlechten Trainingszustand sind, oder auch, ob ein vorangegangenes Training zu einer Leistungssteigerung geführt hat.
Das EKG, während der Belastung abgeleitet, lässt auch Aussagen darüber zu, ob und gegebenenfalls in welchem Umfang die Herzkranzgefäße bereits eine Arteriosklerose aufweisen und deshalb die Ausübung von Sport eventuell gefährlich ist. Ebenso erlaubt das EKG eine Analyse des Herzrhythmus in Ruhe und bei Belastung. Damit hilft es, ein gegebenenfalls erhöhtes Risiko für den so genannten Sekunden-Herztod aufzudecken.

TIPP

Lassen Sie sich einmal im Jahr beim Arzt Ihres Vertrauens ein Belastungs-EKG durchführen und erklären. Bestimmen Sie so Ihre körperliche Leistungsfähigkeit und passen Sie Ihre sportliche Aktivität entsprechend an.

KLEINES ABC DER WUNDER

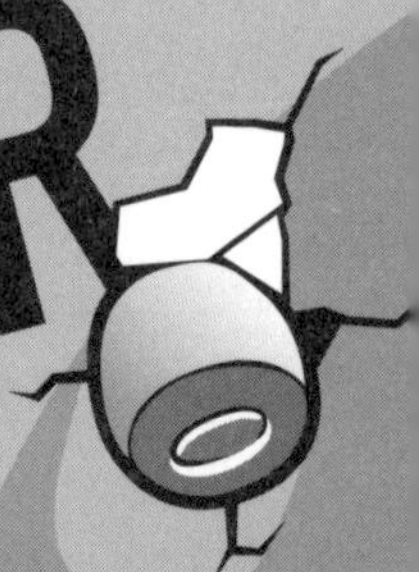

HEILER

HIER EIN KLEINER MUNTERMACHER, DORT EINE FETTE VITAMINBOMBE. HEUTE SCHON GEZINKT ODER GECHROMT?

ES IST UNGLAUBLICH, WAS UNSER KÖRPER ALLES BRAUCHT, UM OPTIMAL ZU FUNKTIONIEREN. MÜSSEN WIR UNS JETZT MIT PILLEN, PASTEN, KRÄUTERN UND TINKTUREN VOLLPUMPEN, UM HALBWEGS ÜBER DIE RUNDEN ZU KOMMEN?

ZUM GLÜCK NICHT, DIE WIRKLICH WICHTIGEN DINGE STECKEN ALLE SCHON IN UNSERER NORMALEN NAHRUNG. WOHL BEKOMM'S!

ALOE VERA

ERSTE HILFE AUS DEM BLUMENTOPF

Aloe vera, „die Göttin der tausend Wunder", wie sie auch genannt wird, wurde in jüngster Zeit fast weltweit als universelle Heilpflanze wiederentdeckt. Vom Mückenstich bis zur Verstopfung ist sie für (fast) alles gut.

Bereits im Mittelalter zählte sie zu den wichtigsten Heilpflanzen überhaupt. Mittlerweile sind etwa 160 verschiedene Wirkstoffe in der Aloe vera nachgewiesen. Für den bekanntesten Wirkstoff, das *Acemannan*, konnte in einigen Studien eine immunstimulierende Wirkung nachgewiesen werden. Die enthaltenen Antrachinone wirken nachweislich abführend. Allerdings empfiehlt das Bundesinstitut für Arzneimittel und Medizinprodukte eine höchstens zweiwöchige Einnahme von Aloe-Extrakten als Abführmittel, bis mögliche Nebenwirkungen dieser Wirkstoffe genauer erforscht sind.

Nach heutigem Wissensstand ist die Aloe vera zwar kein Wunderheilmittel bei schwerwiegenden Erkrankungen, sie kann dennoch sehr hilfreich die Hausapotheke bereichern: beispielsweise bei kleineren Wunden, rauer und empfindlicher Haut oder auch bei Insektenstichen. Denn neben dem Acemannan enthält die Aloe verschiedene Fettsäuren und Polysaccharide, die entzündungshemmend wirken.

Da die Wirkstoffe in den äußeren älteren Blättern am stärksten konzentriert sind, können Verbrennungen, Schürfwunden und andere kleinere Verletzungen schnell und direkt mit einem abgeschnittenen Aloe-Blatt behandelt werden. Hierfür am besten die etwas ledrige Außenhaut des Blattes großzügig abschneiden und das reine Gel auf die entsprechende Hautstelle legen.

TIPP

Verwenden Sie Aloe vera frisch oder als Präparat für die innere und äußere Anwendung. Lassen Sie sich in der Apotheke beraten, welche Produkte und Dosierung am besten für Sie geeignet sind. Erwarten Sie aber keine Wunderwirkungen, und probieren sie selber aus, was geht.

ASPIRIN

WUNDERMITTEL NICHT NUR GEGEN BRUMMSCHÄDEL

Der schmerzstillende Wirkstoff ASS ist vor allem durch Aspirin bekannt und eines der am häufigsten verwendeten Mittel gegen Kopfschmerzen. Seit geraumer Zeit gibt es immer mehr Hinweise, dass Aspirin auch in der Vorbeugung von Herzinfarkt und Schlaganfall wirksam ist.

Es gibt nur wenige Medikamente, deren Einnahme aus prophylaktischen Gründen empfohlen werden kann. Ein wesentlicher Wirkstoff in diesem Zusammenhang ist Acetylsalicylsäure (ASS), eine Substanz, welche der deutsche Chemiker Felix Hoffmann bereits vor 100 Jahren während seiner Tätigkeit bei der Bayer AG entwickelt hat und welche unter dem Namen „Aspirin" in aller Welt bekannt ist. Ursprünglich als fiebersenkendes und entzündungshemmendes Mittel angewandt, wird heute vor allem der gerinnungshemmende Effekt geschätzt und zur Verhinderung von Schlaganfall und Herzinfarkt genutzt.

Bei diesen Erkrankungen kommt es nämlich häufig zu einer „Verklumpung“ der Blutplättchen und daraus resultiert der Verschluss arterieller Gefäße, welche normalerweise Herz und Gehirn versorgen. Diese Verklumpung der Blutplättchen wird durch ASS gehemmt.

Wo Licht ist, ist auch Schatten, dies gilt leider auch für Aspirin. Denn als wesentliche Nebenwirkung kann es vor allem bei längerer Einnahme Reizungen der Magenschleimhaut und Magengeschwüre bis hin zu Magenbluten auslösen. Diese Nebenwirkungen sind jedoch dosisabhängig und können durch zusätzliche Einnahme von magenschützenden Präparaten verhindert werden.

TIPP

Fragen Sie Ihren Arzt oder Apotheker, ob die prophylaktische Einnahme von Aspirin für Sie Sinn macht. Aspirin in einer Dosierung von 100 bis 300 mg pro Tag kann immer dann sinnvoll sein und lebensverlängernd wirken, wenn besondere Risiken in Verbindung mit erhöhter Blutgerinnungsneigung gegeben sind. Auch nach Herzinfarkt oder Schlaganfall kann die Einnahme angezeigt sein. Aktuelle Untersuchungen zeigen auch positive Effekte bei bestimmten Krebserkrankungen.

BALLASTSTOFFE DIE NATÜRLICHE MÜLLABFUHR

Was eine ordentliche „Müllabfuhr" im Körper alles bewirken kann ...

Ballaststoffe sind pflanzliche Nahrungsbestandteile, die von den Verdauungsenzymen des Menschen nicht oder nur zum Teil abgebaut werden können. Es gibt unlösliche und lösliche Ballaststoffe. Die unlöslichen, hauptsächlich Zellulose aus Pflanzen, werden unverändert ausgeschieden, die löslichen wie z. B. das Pektin und Guarkernmehl werden von Bakterien im Darm durch Fermentation ab- und umgebaut. Dabei können gelegentlich zwar vermehrt Darmgase entstehen, meistens jedoch nur vorübergehend und wenn zu wenig getrunken wird. Also an die Mitmenschen denken und fleißig trinken!

Lösliche Ballaststoffe können sich geleeartig um Nahrungsmittel legen, dadurch z. B. verhindern, dass Cholesterin aufgenommen wird, und so dessen Ausscheidung verbessern. Sie haben damit eine cholesterinspiegelsenkende Wirkung. Lösliche Ballaststoffe werden auch bei Durchfallerkrankungen und zur Regulierung des Blutzuckerspiegels und damit zum Schutz vor Diabetes eingesetzt. Aufgrund ihres hohen Wasserbindungsvermögens quellen die löslichen Ballaststoffe im Darm auf und beschleunigen die Darmpassage des Speisebreis. Dadurch werden auch schädliche oder krebserregende Stoffe verdünnt und schneller aus dem Darm entfernt – und so der Entstehung von Darmkrebs vorgebeugt.

Die bei der Fermentation entstehenden Gase und Fettsäuren machen darüber hinaus den Stuhl weicher, man muss bei der Darmentleerung nicht so stark pressen und kann dadurch die Entstehung von Hämorriden verhindern. Ein weiterer Pluspunkt der Ballaststoffe: sie steigern das Sättigungsgefühl – man hat nicht so schnell wieder Hunger.

TIPP

Essen Sie täglich ballaststoffreiche Lebensmittel wie Vollkorngetreide (z. B. Haferflocken), Weizenkleie, Obst (v. a. Beeren, Äpfel, Feigen, Backpflaumen), Gemüse (Brokkoli, Kohl, Kürbisse, grüne Blattsalate) und Hülsenfrüchte (Bohnen, Linsen). Ergänzen Sie Ihren Speiseplan gegebenenfalls durch Einnahme von Leinsamen, Flohsamen oder Guarkernmehl. Dann können Sie dem nächsten Toilettenbesuch ganz gelassen entgegen sehen. Gutes Gelingen!

BROKKOLI

B BIS OBEN VOLL MIT SEKUNDÄREN PFLANZENSTOFFEN

Brokkoli, der grüne Verwandte vom Blumenkohl, ist ein wahrer Nährstoffbooster.

Brokkoli zählt zu den am besten untersuchten Gemüsearten. Dank seines hohen Gehaltes an sekundären Pflanzenstoffen und seiner Fähigkeit, die Abwehrkräfte des Körpers zu mobilisieren, gilt er als überaus gesund. Nachfolgend nur eine kleine Auswahl an wertvollen Inhaltsstoffen, die Brokkoli zu bieten hat: *Beta-Karotin* trägt dazu bei, die zellschädigenden freien Radikale unwirksam zu machen. *Indole* sind Verbindungen, von denen man annimmt, dass sie vor hormonell beeinflussten Krebsarten wie z. B. Prostata- oder Brustkrebs schützen. 180 g gekochter Brokkoli liefern etwa 15 Prozent der empfohlenen Tagesmenge an Kalium und etwa 20 Prozent des Tagesbedarfs an Folsäure. Das Mineral Kalium kann den Blutdruck senken und damit das Schlaganfallrisiko vermindern. Das B-Vitamin Folsäure schützt vor Herz- und vermutlich auch vor Krebserkrankungen. Für Schwangere und alle, die es werden wollen wichtig: Folsäure schützt das ungeborene Kind vor Missbildungen.

Doch Achtung! Folsäure, Glukosinolate (sekundäre Pflanzeninhaltsstoffe) und Vitamin C in Brokkoli können durch Kochen in zu viel Wasser leicht verloren gehen. Schütten Sie deshalb den Gemüsesaft nicht in den Ausguss, er enthält oft mehr der gewünschten Nährstoffe als das gekochte Gemüse selbst.

TIPP

Essen Sie regelmäßig Brokkoli in allen Varianten. Möglich ist beispielsweise, den Brokkoli zu dünsten, leicht anzubraten, in der Mikrowelle zu garen oder auch roh als Brokkolisalat zuzubereiten.

KALZIUM

GUT ZU KNOCHEN UND ZU ZÄHNEN

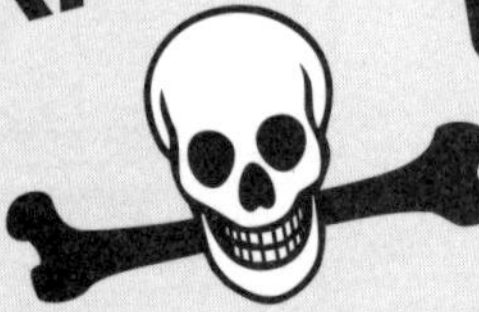

Kalzium ist einer der wichtigsten Mineralstoffe im Körper, vor allem für den Aufbau und die Stärkung des Knochens. Eine genügend hohe Zufuhr ist besonders in jungen Jahren bedeutsam, wenn der Knochen aufgebaut wird.

Kalzium ist der wichtigste Baustoff für Knochen und Zähne, im Körper eines Erwachsenen findet man ca. 1,5 Kilogramm dieses Mineralstoffs. Kalzium übernimmt viele Funktionen im Körper, neben der Festigung erfüllt es verschiedene Aufgaben bei der Reizweiterleitung, der Herzfunktion und Blutgerinnung. Wenn der Körper nicht genug Kalzium mit der Nahrung bekommt, greift er auf die körpereigenen Depots in den Knochen zurück. Dann besteht die Gefahr, Osteoporose zu entwickeln. Im Sinne der Osteoporose-Vorbeugung und für eine optimale Kalzium-Aufnahme sollten kalziumreiche Lebensmittel auf mehrere Mahlzeiten am Tag verteilt werden. Besonders günstig auf die Knochendichte wirkt sich eine abendliche kalziumreiche Mahlzeit aus.

Die besten Quellen für Kalzium sind Milch und Milchprodukte. Das darin enthaltene Vitamin D fördert die Aufnahme des Mineralstoffs in die Zellen. Hartkäse hat den höchsten Kalzium-Gehalt. Kalziumreiche Gemüse sind Grünkohl, Brokkoli, Porree und Fenchel, weiterhin findet sich der Mineralstoff in Nüssen. Mineralwasser ist ebenfalls eine mögliche Quelle, sofern es mehr als 150 mg/l enthält. Dabei ist aber immer zu beachten, dass der Mineralstoff aus Wasser und Gemüse nicht so gut aufgenommen wird. Ein Erwachsener sollte täglich ca. 1000 mg Kalzium zu sich nehmen. Diese Menge ist mit einem halben Liter Milch oder zwei Scheiben Käse bereits erreicht.

TIPP

Trinken bzw. essen Sie regelmäßig Milch und Milchprodukte, dann sind Sie optimal mit Kalzium versorgt. Auch für Menschen mit Laktoseintoleranz gibt es heutzutage viele Alternativen, wie z. B. Minus-L-Produkte, Soja- oder Getreidemilch.

WIRKSAM IN GERINGSTEN MENGEN:

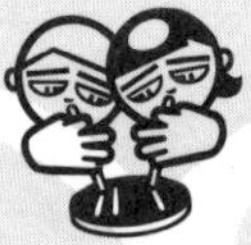

CHROM

Das Spurenelement Chrom ist wichtiger Bestandteil des so genannten Glukosetoleranzfaktors, der die Zuckeraufnahme verbessert und eine Insulinresistenz vermindern kann.

Der Glukosetoleranzfaktor steuert die Bindung von Insulin an den Insulinrezeptor der Zelle. Fehlt dieser Faktor, ist die Insulinwirkung vermindert und die Zuckerverwertung gestört. Folge davon ist ein erhöhter Blutzuckerspiegel. Chrom ist ein wichtiger Bestandteil des Zuckerstoffwechsels. Zusammen mit Insulin fördert Chrom die Zuckeraufnahme in die Zelle und senkt damit den Blutzuckerspiegel. Bei erhöhten Blutzuckerwerten sollten insbesondere Diabetiker den Spiegel von Chrom im Blut laborchemisch bestimmen lassen und gegebenenfalls eine Nahrungsergänzung einnehmen.

Chrommangel ist normalerweise selten, jedoch sinkt die Konzentration von Chrom im Körper mit zunehmendem Alter. Wer sich hauptsächlich von stark verarbeiteten Fertigprodukten ernährt, der läuft ebenfalls Gefahr, unterversorgt zu sein.

Chrom findet sich unter anderem in Innereien, Eiern, Gemüse, Pilzen und Haferflocken. Bei ausgewogener Ernährung ist ein Mangel an Chrom nicht zu befürchten. Bei erniedrigten Werten macht eine zusätzliche Zufuhr über Supplemente Sinn. Sprechen Sie hierzu mit Ihrem Arzt oder Apotheker.

TIPP

Essen Sie ausgewogen und abwechslungsreich. Wenn Sie Diabetiker sind, fragen Sie Ihren Arzt oder Apotheker, ob eine Supplementierung mit Chrom Sinn macht.

EIWEISS
DER SIEGER-NÄHRSTOFF FÜR MUSKELN UND HIRN

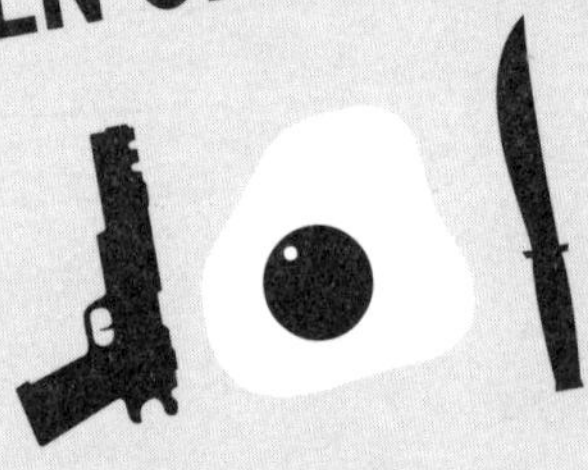

Eiweiß ist einer der wichtigsten Nährstoffe für einen gut funktionierenden Körper. Nicht nur die Muskeln profitieren von einer ausreichenden Eiweißzufuhr, auch das Gehirn funktioniert besser, wenn bestimmte Aminosäuren zur Verfügung stehen.

So wie die Aminosäure *Tryptophan* für gute Stimmung und Entspannung zuständig ist, spielen *Tyrosin* und *Phenylalanin* eine wichtige Rolle für Konzentration und Leistungsfähigkeit. Die verschiedenen Aminosäuren finden sich alle in einem wichtigen Bestandteil der Nahrung: dem Eiweiß. Wenn Sie beispielsweise mageres Fleisch zu Mittag essen, erhöht das die Konzentrationsfähigkeit am Nachmittag. Eine regelmäßige, ausreichende Zufuhr von Eiweiß ist für viele weitere Körperfunktionen wichtig:

Es spielt z. B. eine wichtige Rolle beim Abnehmen. Durch einen ausreichenden Proteinnachschub durch die Nahrung kann der Abbau von Muskelmasse verhindert werden. Weiterhin macht Eiweiß lange satt und hält den Insulinspiegel niedrig. Tierisches Eiweiß ist übrigens höherwertig als pflanzliches. Es ist für den Menschen besser verfügbar, hat eine höhere so genannte Biologische Wertigkeit. Allerdings enthält vor allem rotes Fleisch auch hohe Konzentrationen der Omega-6-Fettsäure *Arachidonsäure,* welche Entzündungsreaktionen im Körper verstärken kann. Helles Fleisch (Geflügel etc.) ist deshalb günstiger als rotes Fleisch (Rindersteaks etc.).

TIPP

Achten Sie auf genügend Eiweiß in Ihrer Nahrung. Die Empfehlung lautet ca. 1 g pro kg Körpergewicht pro Tag. Essen Sie regelmäßig auch tierische Produkte wie helles Fleisch, Fisch und Milchprodukte, dann gewährleisten Sie, dass Sie mit allen lebenswichtigen Aminosäuren versorgt werden. Lassen Sie gelegentlich Ihren Bluteiweißwert messen. Er sollte über 7 g/dl Blut liegen.

FOLSÄURE UND B-VITAMINE

WICHTIG FÜR NERVEN UND HERZ

Die gesamte Gruppe der B-Vitamine erfüllt vielfältige Aufgaben im Körper. Besonders bei Stress und körperlicher Anstrengung ist der Bedarf erhöht. Aktuelle Studien zeigen, dass einige der B-Vitamine auch sehr effektiv in der Vorbeugung verschiedener Erkrankungen sind.

Die wasserlöslichen B-Vitamine sind an allen Prozessen im Körper beteiligt, bei denen es um die Energiegewinnung geht. Sie spielen beispielsweise eine wichtige Rolle beim Ab- und Umbau von Nährstoffen in den Zellen. Ein Mangel an B-Vitaminen macht sich unter anderem durch Müdigkeit und Konzentrationsschwäche bemerkbar. Das Herz benötigt besonders viele B-Vitamine, die Vitamine B_6, B_{12} und Folsäure sind wichtig für den Homocystein-Stoffwechsel und damit für die Vorbeugung von Herz-Kreislauf-Erkrankungen (siehe auch S. 54f.). Gerade die Folsäure spielt hier eine große Rolle, sie ist vor allem bei der Zellneubildung gefragt.

In einer Studie an knapp 10.000 Amerikanern über 20 Jahre hatten die Menschen mit einer hohen Folsäure-Aufnahme signifikant weniger Herzinfarkte und Schlaganfälle. Viele Menschen nehmen nicht genug Folsäure über die Nahrung auf, da dieses Vitamin beim Zubereiten und Kochen leicht zerstört wird und die meisten einfach nicht genug folsäurehaltige Lebensmittel essen.

TIPP

Essen Sie ausgewogen: viel Gemüse und ab und zu tierische Produkte. B-Vitamine und vor allem Folsäure können Sie auch durch Einnahme spezieller Präparate ergänzen. Es gibt spezielle Labortests, die zeigen, ob und welchen Bedarf Ihr Körper hat. Fragen Sie hierzu Ihren Arzt oder Apotheker.

☆ Folsäure (von Folia = Blatt) kommt vor allem in grünem Blattgemüse vor (z. B. Spinat, Grünkohl, Blattsalate), weiterhin in Vollkornprodukten, Rosenkohl, Blumenkohl und weiteren Gemüsesorten.

☆ Die Vitamine B_1, B_2, B_6, Niacin, Biotin und Pantothensäure finden sich vor allem in Vollkorn- und Milchprodukten sowie in Gemüse.

☆ Vitamin B_{12} ist ausschließlich in tierischen Lebensmitteln enthalten. Strenge Vegetarier sollten daher gelegentlich zumindest Sauerkraut oder andere milchsauer vergorene Produkte essen, da die darin enthaltenen Gärungsbakterien auch eine geringe Menge Vitamin B_{12} liefern.

GINSENG

MEHR POWER DURCH DIE WURZEL

Die asiatische Wurzel ist bei vielen Beschwerden einsetzbar und wird vor allem zur Rehabilitation nach Krankheiten verwendet.

Panax Ginseng C.A. Meyer ist eine aus dem asiatischen Raum stammende Staudenpflanze, deren Wurzel traditionellerweise als Tonikum zur Stärkung und Kräftigung eingesetzt wird. In der traditionellen chinesischen Medizin wird die Wurzel der Ginsengpflanze schon seit Jahrtausenden verwendet. Mittlerweile hat sie auch in die moderne westliche Medizin Einzug gehalten. Extrakte aus der Wurzel kommen in Form von Dragees, Kapseln, Saft oder als Teeaufguss bei uns zur Anwendung.
Verantwortlich für die Wirkung des Ginsengs sind vor allem so genannte *Saponine*, die zur Gruppe der sekundären Pflanzenstoffe zählen. Sie senken den Cholesterin-

spiegel, verbessern die Immunabwehr, hemmen das Wachstum von Bakterien und Viren, und wirken präventiv gegen Krebs und Herz-Kreislauf-Erkrankungen. Weiterhin kann Ginseng die Nüchternblutzuckerwerte bei Diabetes verbessern. Die Saponine im Ginseng heißen aufgrund ihrer Herkunft *Ginsenoside*. Ginseng wird für die Rehabilitation nach Erkrankungen empfohlen.

Besonders ältere Menschen können Ginseng zur Erhaltung der Leistungsfähigkeit ihres Gehirns, ihrer Konzentrationsfähigkeit und zur Anregung der Herzmuskeltätigkeit anwenden. Auch zur Linderung von Menstruations- und Wechseljahresbeschwerden wird Ginseng empfohlen. Aufgrund seiner großen Beliebtheit und der steigenden Nachfrage steht Ginseng mittlerweile auf der Roten Liste der vom Aussterben bedrohten Pflanzen.

TIPP

Wenn in Deutschland von Ginseng gesprochen wird, ist damit der echte, koreanische Panax Ginseng C.A. Meyer gemeint. Koreanischer Ginseng ist eine Gebirgs- und Waldpflanze, deren Kultivierung sehr arbeitsintensiv ist. Neben frischem Ginseng wird häufig der sonnengetrocknete weiße Ginseng angewendet. Verwenden Sie Ginseng-Präparate zur Erhaltung Ihrer Gesundheit und Rehabilitation. Lassen Sie sich in der Apotheke oder im Reformhaus beraten, welche Produkte und Dosierungen am besten geeignet sind.

GRANATAPFEL:

EIN EXOT IM KAMPF GEGEN KREBS

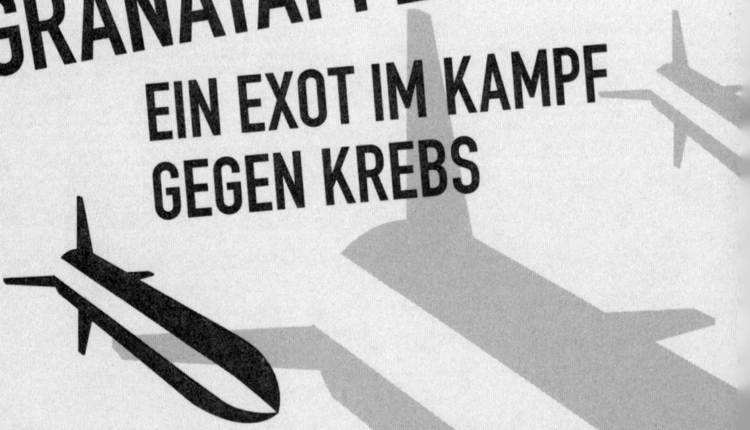

Die Exotenfrucht hat ein enormes Potenzial zur Prävention verschiedenster Erkrankungen und hat sich sogar als Ergänzung bei Therapien bewährt.

Mehrere Studien haben ergeben, dass der regelmäßige Verzehr von Granatapfelfrüchten oder -saft das Entstehen und Fortschreiten von Prostatakrebs verzögern kann. Die verschiedenen Pflanzenstoffe in dieser Frucht bewirken, dass der Krebs langsamer wächst und gleichzeitig das Immunsystem im Körper gestärkt wird.

Auch bei Herz-Kreislauf-Erkrankungen, hohem Blutdruck und Entzündungen ist diese Exotenfrucht eine wahre Wunderwaffe.
Weitere sekundäre Pflanzenstoffe im Granatapfel, die so genannten Phytoöstrogene, wirken ähnlich wie Östrogene und können Wechseljahresbeschwerden lindern sowie vorbeugend gegen Brustkrebs wirken. In diesen sauren Apfel zu beißen lohnt sich!

TIPP

Probieren Sie mal Granatäpfel im Müsli, Obstsalat oder einfach so. Besonders wertvoll sind sie als frisch gepresster Saft, der entzündungshemmend wirkt und u. a. Gelenkbeschwerden bei Arthritis lindern kann.

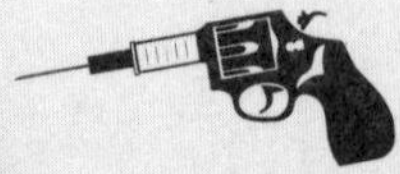

IMPFUNGEN – VIEL DISKUTIERT, ABER MEISTENS GUT

Impfungen können nicht nur vor konkreten Erkrankungen schützen, sondern auch ganz allgemein das Immunsystem stimulieren. Daher machen sie vor allem für ältere Menschen Sinn.

Für ältere Menschen sinnvoll: die jährliche Grippeschutzimpfung im Herbst. Bei Grippewellen sind vor allem Kinder und ältere Menschen gefährdet, da ihr Immunsystem nicht so reaktionsfähig ist wie das eines jüngeren Erwachsenen. Da das Immunsystem im Alter immer schwächer wird, stellen gerade dann Impfungen einen wichtigen Schutz vor Infektionen dar. Gleichzeitig fordert die Impfung das Immunsystem und bringt es auf Trab.

TIPP

Checken Sie Ihren Impfschutz: Die beste Zeit für Grippeimpfungen ist im Herbst, bei infektanfälligen Personen sollte die Impfung im Januar des Folgejahres wiederholt werden. Den Impfschutz gegen Tetanus und Diphtherie sollten Sie ca. alle zehn Jahre auffrischen.

KAROTTEN: DER BESTE SONNENSCHUTZ VON INNEN

Wer regelmäßig Karotten isst, braucht weniger Sonnencreme. Das darin enthaltene Beta-Karotin bildet einen natürlichen Sonnenschutz in der Haut.

Ist Ihnen schon mal aufgefallen, dass sich bei regelmäßigem Verzehr von Karotten die Haut an Fingern und Füßen leicht gelblich verfärbt? Das ist ein Effekt des enthaltenen Beta-Karotins, welches bestimmte Pigmente in der Haut aktiviert. Genau diese Pigmente schützen auch vor den gefährlichen UVA- und UVB-Strahlen, die zu Sonnenbrand führen und langfristig Hautkrebs auslösen können.

TIPP

Essen Sie regelmäßig Karotten – pur, als Gemüsebeilage oder als Salat. Wenn Sie in Länder mit starker Sonneneinstrahlung reisen, macht es Sinn, vorbeugend Karotin-Präparate einzunehmen und Karotinhaltige Sonnencremes zu nutzen. Fragen Sie Ihren Apotheker danach.

KNOBLAUCH, ZWIEBEL, LAUCH – ACTION FÜR IMMUNSYSTEM UND BAUCH!

Vampire sind die einzigen, für die sie nicht gut sind: die Geschmacks- und Geruchsstoffe in Knoblauch & Co. Knoblauch und Zwiebeln werden in der Naturmedizin bereits seit Jahrtausenden zur Behandlung von Infektionskrankheiten eingesetzt.

Im alten Ägypten soll Knoblauch den Arbeitern zur Leistungssteigerung verschrieben worden sein, die Wettkämpfer im alten Olympia bekamen ihn als natürliches „Dopingmittel". Wer also seinen Konkurrenten im Marathon mit scharfem Atem ausknocken wollte, hatte gute Chancen. Und auch der Begriff „Windschatten" bekommt so eine ganz neue Bedeutung.

Aber Spaß beiseite – was bei Knoblauch und Zwiebelgewächsen den intensiven scharfen Geschmack und Geruch erzeugt, sind *Sulfide*. Sie gehören zur Gruppe der sekundären Pflanzenstoffe. Das sind schwefelhaltige Wirkstoffe, die verschiedenste Funktionen im Körper erfüllen. Einmal regen sie die Verdauung an – wissen wir ja aus Erfahrung –, andererseits stärken sie vor allem das Immunsystem.
Ihre antientzündliche und desinfizierende Wirkung richtet sich direkt gegen Viren, Bakterien und Pilze. Die scharfen Knollen wirken auch vorbeugend gegen Krebs und Herz-Kreislauf-Erkrankungen und reparieren Zellschäden, die durch freie Radikale entstanden sind.

TIPP

Verwenden Sie in Ihrer Küche so oft wie möglich Knoblauch und Zwiebeln. Wenn Ihnen das zu scharf ist, tun es auch Porree oder Schnittlauch.
Wer seine Mitmenschen (zu) lieb hat, kann auch gegen den Knoblauchgeruch etwas tun. Da helfen diverse Hausmittel: ein Glas Milch trinken oder alternativ Petersilie oder Kaffeebohnen kauen. Wer seine Mitmenschen nicht so lieb hat und in der vollen U-Bahn einen Sitzplatz ergattern will, verzichtet natürlich auf solche Tricks.

L-KARNITIN: DAS FETTVERBRENNUNGS-WUNDER?

Von wegen: schlank im Schlaf! L-Karnitin wurde zeitweise als echtes Fettverbrennungswunder angesehen. Es zeigt aber nur Wirkung, wenn Sie sich gleichzeitig bewegen. Schade eigentlich …

Mit L-Karnitin kann man angeblich mühelos Fett verbrennen, es wurde jahrelang als Wundermittel zum Abnehmen gepriesen. Doch was ist wirklich dran am Mythos Fettverbrennung?
L-Karnitin (von caro, carnis = Fleisch) ist eine vitaminähnliche Substanz mit wichtigen Funktionen im Stoffwechsel der Muskelzellen: Es ist dafür zuständig, die freien Fettsäuren in die Zellkraftwerke zu transportieren, damit sie dort verbrannt werden können.

Ohne diese Transporter würde keine Fettverbrennung stattfinden. L-Karnitin hat allerdings keinen Einfluss darauf, wie viel Fett verbrannt wird.

Das hängt einzig und alleine davon ab, wie viel sich der Mensch bewegt, d. h. wie viel Energie er verbraucht. Wer mindestens viermal die Woche Sport treibt, sollte am besten kurmäßig über mehrere Wochen bis zu 1.000 mg L-Karnitin täglich zu sich nehmen, das pusht die Fettverbrennung.

☆ ÜBRIGENS ...

Ähnlich wie Q_{10} wirkt sich L-Karnitin positiv auf den Herzmuskel aus undkann daher vor allem für Menschen ab 50 auch ohne Fettverbrennungseffekt supplementiert werden.

TIPP

Wer mindestens drei- bis viermal die Woche im Ausdauersport aktiv, über 50 oder beides ist und seine Fettverbrennung ankurbeln will, sollte L-Karnitin in Form von Nahrungsergänzung oder angereicherten Lebensmitteln zu sich nehmen. Lassen Sie sich im Zweifelsfall von Ihrem Arzt oder Apotheker beraten, welche Produkte und Dosierungen geeignet sind.

UND OMA HATTE DOCH RECHT:

WAS HEISSE MILCH MIT HONIG BEWIRKT

Ein altes Hausmittel zum Einschlafen: Heiße Milch mit Honig. Was Oma bereits wusste, ist heute wissenschaftlich erwiesen.

Das körpereigene Hormon *Serotonin* ist dafür bekannt, dass es Glücksgefühle erzeugt, beruhigt und entspannt. Je höher der Serotoninspiegel im Gehirn, desto besser fühlen Sie sich. Serotonin ist auch wichtig für Entspannung am Abend und einen guten Schlaf. Dieses Hormon wird im Körper allerdings nicht gespeichert und kann auch nicht auf „Vorrat" produziert werden, sondern wird immer wieder neu gebildet. Hierbei spielt die Aminosäure *Tryptophan* eine große Rolle. Sie ist nämlich der wichtigste Grundbaustein für Serotonin.

Nur wenn der Mensch über die Nahrung genügend Tryptophan aufnimmt, kann er ausreichende Mengen des Glückshormons bilden. Tryptophan findet sich vor allem in tierischen Lebensmitteln. Es reicht allerdings nicht aus, viel Fleisch oder Milchprodukte zu essen. Denn nach dem Genuss eiweißreicher Speisen strömen viele Aminosäuren ins Blut, die alle um die gleichen Transportsysteme ins Gehirn buhlen. Die anregenden Aminosäuren Phenylalanin und Tyrosin werden zuerst weitertransportiert, Tryptophan bleibt im Blut.

Kleiner Trick: Wenn Sie gleichzeitig zum Eiweiß einige schnell verfügbare Kohlenhydrate (z. B. Zucker, Honig) essen, führt das dadurch ausgeschüttete Insulin dazu, dass die meisten Aminosäuren in die Muskeln eingelagert werden und der Weg für Tryptophan ins Gehirn frei ist. Dann kann Serotonin gebildet werden und die positive Wirkung tritt ein. Tryptophan wird auch ins Gehirn transportiert, wenn Sie nur Kohlenhydrate ohne Eiweiß essen. Ein kleines Betthupferl darf also auch mal sein.

TIPP

Wenn Sie mal wieder Stress haben oder schlecht einschlafen können, probieren Sie heiße Milch mit Honig oder naschen Sie eine süße Kleinigkeit.

VON WEGEN FETT SPAREN:

OMEGA-3-FETTSÄUREN SCHÜTZEN HERZ UND VERSTAND

Von diesen Fettsäuren kann der Körper gar nicht genug bekommen: Sie sind vor allem für die Gehirn- und Nervenzellen wichtig und wirken gegen sämtliche entzündlichen Prozesse im Körper.

Diese hochungesättigten Fettsäuren, die vor allem in Fisch zu finden sind, entfalten im menschlichen Körper viele positive Wirkungen. Sie schützen Tiefseefische vor der Kälte, indem sie selbst bei sehr kalten Temperaturen flüssig bleiben und die Zellwände geschmeidig halten. Auch im menschlichen Organismus werden sie für die Zellen und Zellwände gebraucht, um diese durchlässig und elastisch zu erhalten. Vor allem die Nerven- und Hirnzellen haben einen hohen Bedarf an Omega-3-Fettsäuren. Aktuelle Studien zeigen einen präventiven Effekt in Bezug auf die Alzheimer-Erkrankung, aber auch das Risiko bezüglich des plötzlichen Herztodes lässt sich

durch Omega-3-Fettsäuren ganz erheblich reduzieren. Gleichzeitig wirken diese Wunderfette extrem wirkungsvoll gegen sämtliche entzündliche Prozesse im Körper. Sie werden mittlerweile bei verschiedensten Krankheitsbildern – von Rheuma über Schuppenflechte bis hin zur Arteriosklerose – eingesetzt. Gleichzeitig bilden sie auch einen wichtigen Herzschutz, denn sie senken gleichzeitig den LDL-Cholesterinspiegel. Natürlicherweise kommen sie in Kaltwasserfisch vor (besonders Hering, Makrele, Lachs), in geringeren Mengen auch in Nüssen, vor allem Walnüssen, und in pflanzlichen Ölen (z. B. in Rapsöl).
In vielen Regionen, vor allem wo Fischverzehr nicht verbreitet ist, herrscht Mangel an Omega-3-Fettsäuren. Es gibt zwar auch pflanzliche Omega-3-Fette, diese sind jedoch weniger wirksam als wie die tierischen Fette.

TIPP

Wenn Sie Kapseln oder Nahrungsergänzungen mit Omega-3-Fettsäuren nehmen, achten Sie auf folgendes: hochwertiges Fischöl riecht kaum nach Fisch und hinterlässt auch keinen oder wenig fischigen Geschmack beim Aufstoßen. Nehmen Sie Kapseln immer zu den Mahlzeiten ein, um diesen Effekt ganz zu vermeiden. Schneiden Sie mal ein paar Kapseln auf und lagern sie im Tiefkühlfach. Wenn sie dort immer noch dickflüssig bleiben, ist es gute Qualität. Die Dosierung sollte bei 600 – 1.200 mg am Tag liegen.

Q_{10}

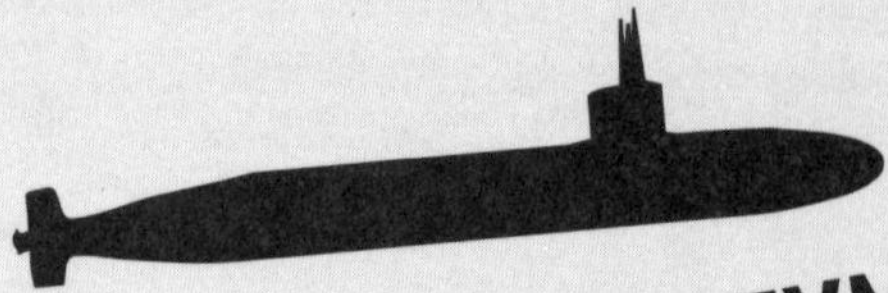

DAS POWER-ENZYM FÜR DIE ZELLKRAFTWERKE

Ein Mann steigt ins Taxi und gibt dem Fahrer die Anweisung: „Bringen Sie mich irgendwohin, ich werde überall gebraucht …"

So ähnlich ist es mit Q_{10}. Das ist nicht der große Bruder von R2D2 aus Star Wars, sondern eine vitaminähnliche Substanz, die vor allem für das Herz wichtig ist. Wer älter wird, läuft Gefahr, zu wenig davon zu haben. Darum gilt vor allem ab 50: Achten Sie auf eine ausgewogene Q_{10}-Zufuhr und nehmen Sie eventuell Q_{10} als Nahrungsergänzung ein.

Q_{10} (Koenzym Q) wird überall im Körper gebraucht. Es ist Bestandteil der Zellkraftwerke, die Fett und Zucker in Energie umwandeln. Vor allem das Herz braucht viel Q_{10}, da es jeden Tag ca. 7.000 Liter Blut durch die Adern pumpt. Die körpereigene Produktion von Q_{10} lässt leider mit zunehmendem Alter nach. Sportliche Anstrengung, ebenso Krankheiten, Medikamenteneinnahme, vor allem die Einnahme von Cholesterinsenkern (Statinen), und Stress erhöhen den Q_{10}-Bedarf.

Q_{10} ist in vielen natürlichen Lebensmitteln vorhanden, vor allem in tierischen Produkten (Fleisch, Milchprodukte, Eier) und kalt gepressten Ölen. Stark industriell verarbeitete Lebensmittel und Fertigprodukte enthalten hingegen nur wenig Q_{10}.

TIPP

Wenn Sie unter Müdigkeit, Energielosigkeit und Konzentrationsschwäche leiden oder Statine einnehmen, sollten Sie Q_{10} zusätzlich als Nahrungsergänzung oder mit angereicherten Lebensmitteln zu sich nehmen (z. B. Joghurt und spezielle Getränke).
Eine gute Dosierung liegt zwischen 50 und 200 mg pro Tag.

SELEN
DIE RICHTIGE MENGE MACHT'S!

Selen ist ein echtes Multitalent fürs Immunsystem. Die Mengen, die die Bundesbürger täglich mit der Nahrung aufnehmen, sind für die krankheitsvorbeugende und risikomindernde Wirkung von Selen meist aber zu gering.

Selen ist für den Menschen ein essenzielles Spurenelement, es hat im Körper viele wichtige Funktionen. So stärkt es beispielsweise das Immunsystem, ist an der Bildung von Schilddrüsenhormonen beteiligt, erhöht die Beweglichkeit von Spermien und senkt das Risiko für Fehlgeburten. Darüber hinaus werden immer neue Funktionen von Selen entdeckt. Anhand einer Studiengruppe konnte gezeigt werden, dass bei Teilnehmern mit einer täglichen Aufnahme von 200 Mikrogramm Selen mittels Ergänzungen im Vergleich zur Kontrollgruppe das Vorkommen von Prostata-, Darm- und Lungenkrebs um 63 Prozent sank.

In vielen europäischen Ländern ist die Versorgung mit Selen eher gering, aufgrund der mineralstoffarmen Böden, aus denen Selen schlecht verfügbar ist. Die Deutsche Gesellschaft für Ernährung empfiehlt als angemessene Zufuhr 30 bis 70 Mikrogramm Selen täglich. Die tatsächliche durchschnittliche tägliche Aufnahme von etwa 30 Mikrogramm liegt an der unteren Grenze der Empfehlungen und erscheint den Wissenschaftlern für die krankheitsvorbeugenden und risikomindernden Wirkungen von Selen eindeutig zu gering.
Die genaue empfehlenswerte Dosierung zur Vorbeugung vor Krankheiten ist derzeit Gegenstand aktueller Studien. Generell sollte eine Einnahme von Selen über den täglichen Bedarfswert hinaus immer in Absprache mit einem Arzt bzw. Therapeuten erfolgen. Selen ist enthalten in Schalentieren bzw. Meeresfrüchten, Fisch, Champignons, Pute, Sonnenblumenkernen sowie in ganzem Getreide.

TIPP

Selen ist in höheren Dosen toxisch, daher ist bei unkontrollierter Einnahme von zu hohen Selendosen Vorsicht geboten! Eine tägliche Zufuhr sollte bei Erwachsenen nicht über 400 bis 450 Mikrogramm Selen täglich liegen, ausgenommen in speziellen Situationen im Rahmen ärztlicher Verordnung. Essen Sie ausgewogen mit pflanzlichen und tierischen Lebensmitteln und lassen Sie sich vom Arzt oder Apotheker beraten, bevor Sie Selensupplemente einnehmen.

VERLEIHEN ENERGY-DRINKS WIRKLICH FLÜGEL?

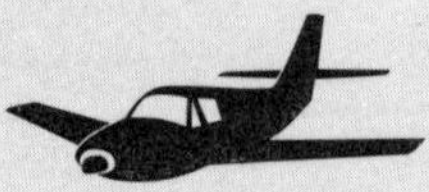

Bei einem genauen Check der Inhaltstoffe würde so mancher „Überflieger" erst gar nicht abheben.

In den letzten zehn Jahren werden verstärkt so genannte Energy-Drinks angeboten, die leistungssteigernd und gesundheitsfördernd wirken sollen. Dazu werden diesen Getränken verschiedene Substanzen wie z. B. Koffein, Taurin, Inosit, Vitamine oder Mineralstoffe zugesetzt. Eine möglichst „coole" Verpackung und bizarre Farben der Getränke sorgen für noch mehr „Power". Mehr Schein als Sein: wissenschaftlich konnte bisher der Nachweis einer leistungsfördernden Wirkung von Energy-Drinks nicht erbracht werden. Vielmehr kann der hohe Koffeingehalt einiger Getränke Nervosität, Kopfschmerzen und Schwindel sowie Magen-Darm-Beschwerden und Schlaflosigkeit verursachen und damit die Leistungsfähigkeit eher reduzieren.

Der Inhaltsstoff Taurin beispielsweise erhöht nicht, wie häufig beworben, die Konzentrationsfähigkeit. Ganz banal: Der kurzfristige Energieschub entsteht durch den hohen Zuckergehalt. Dieser ist auch der Grund dafür, dass Energy-Drinks in der Regel sehr kalorienreich sind. Fitness schreibt man anders.

Was auch zu beachten ist: die zugesetzten Farbstoffe sind Gift für empfindliche bzw. allergiegefährdete Personen. Positiv reagiert der Organismus auf die diversen B-Vitamine, die man deshalb gerne auch als „Nervennahrung" bezeichnet. Aber die kann man sich auch ganz einfach anders und besser verschaffen. Für mehr Power und Energie gönnen Sie sich also lieber eine abwechslungsreiche Ernährung mit viel frischem Obst und Gemüse, reichlich Mineralwasser oder Fruchtsaftschorlen sowie regelmäßige körperliche Betätigung. Für gelegentlichen Genuss sind Energy-Drinks natürlich okay.

TIPP

Wenn Sie einen kurzfristigen Energieschub brauchen, trinken Sie lieber einen Espresso mit einer Prise Zucker. Meistens helfen auch ein paar schnelle Schritte an der frischen Luft. Und wer's wirklich nötig hat, kann B-Vitamine auch als Nahrungsergänzung einnehmen.

VITAMIN A:
DAS SOLLTEN SIE IM AUGE BEHALTEN

Vitamin-A-Mangel kann langfristig zu Nachtblindheit führen. Aber die regelmäßige Zufuhr über die Nahrung ist nicht schwer.

Vitamin A (Retinol) ist ein fettlösliches Vitamin, das hauptsächlich in tierischen Nahrungsmitteln vorhanden ist, vor allem in Leber, Fisch, Eiern, Käse und Milchprodukten. Vitamin A spielt unter anderem eine wichtige Rolle für das Sehvermögen sowie Wachstum und Zellteilung. Ein Vitamin-A-Mangel kann die Entstehung von grauem Star begünstigen, daher sollten Sie schon bei ersten Anzeichen von Sehproblemen, z. B. Nachtblindheit, prüfen, ob das eventuell mit einem Vitamin-A-Mangel zusammenhängt. Mangelerscheinungen sind in industrialisierten Ländern normalerweise selten, es gibt jedoch einige Risikogruppen, die auf eine ausreichende Zufuhr achten sollten: Schwangere im letzten Drittel der Schwangerschaft, Stillende, ältere Menschen, Frauen, die häufige und extreme Diäten machen, Veganer und Menschen, die exzessiv Fast Food und Fertigprodukte verzehren.

Am günstigsten ist es, Vitamin A sowohl aus tierischen Lebensmitteln als auch in Form der Vorstufe *Karotinoide* (gelber Farbstoff in Obst und Gemüse, z. B. in Karotten) aufzunehmen. Ernähren Sie sich ausgewogen, mit tierischen und pflanzlichen Lebensmitteln, dann nehmen Sie automatisch genug Vitamin A auf.

☆ ACHTUNG!

Sie sollten nicht unkontrolliert Vitamin-A-Präparate einnehmen. Bei fettlöslichen Vitaminen besteht die Gefahr einer Überdosierung, da sie im Körper angereichert werden können!
Achten Sie bei Vitaminpräparaten daher immer auf die Dosierung der zugesetzten Vitamine. Über einen längeren Zeitraum sollten Mengen von mehr als 3 mg Vitamin A pro Tag nicht überschritten werden. Schwangere im ersten Drittel sollten auf größere Mengen Leber verzichten, da diese ebenfalls sehr hohe Vitamin-A-Mengen enthält, welche den Fötus schädigen können. Lassen Sie sich im Zweifelsfall von Ihrem Arzt oder Apotheker beraten.

VITAMIN C – MINDESTENS SO GUT WIE SEIN RUF

Die antioxidative Wirkung von Vitamin C zeigt sich schon im Hausgebrauch: Zitronensaft ist ein echter Allrounder, wenn es darum geht, frische Lebensmittel haltbar zu machen.

Was tun Sie mit frisch geschnittenem Obst, damit es nicht braun wird? Ein uraltes Hausmittel ist, Zitronensaft darüberzuträufeln. Wieso das funktioniert, ist ganz einfach: Sobald geschältes oder geschnittenes Obst mit Sauerstoff in Verbindung kommt, beginnt es zu oxidieren, das heißt es wird braun. Das Vitamin C (Ascorbinsäure) im Zitronensaft verhindert die Oxidationsreaktion und das Braunwerden.

Ascorbinsäure wird daher auch vielen Lebensmitteln als Konservierungsstoff zugesetzt. Im Körper wirkt das Vitamin C ähnlich: es neutralisiert schädliche Reaktionen durch Sauerstoff und verlangsamt damit unter anderem die Zellalterung. Gleichzeitig ist es eines der wichtigsten Mittel zur Bekämpfung von Infekten.

Die offizielle Zufuhrempfehlung für Vitamin C beträgt 70 mg am Tag, bei Infekten oder Erkältungen können Sie die Dosis vorübergehend bis auf 1 – 2 g pro Tag erhöhen.

Vitamin C ist ein wasserlösliches Vitamin, daher findet man es vor allem in Lebensmitteln mit hohem Wassergehalt wie Obst und Gemüse. Neben Zitrusfrüchten steckt es auch in Kohl, Kartoffeln oder Paprika.

Vitamin-C-reich sind die Acerolakirsche und die roten Früchte des Camu-Camu-Strauches (peruanisches Myrtengewächs).

TIPP

Essen Sie viel frisches Obst und Gemüse, dann sind Sie automatisch mit ausreichend Vitamin C versorgt. Achten Sie dabei insbesondere auf kurze Lagerzeiten und effektive Zubereitung: Vitamin C wird durch Luft, Licht und Wärme zerstört.

VITAMIN D: LET THE SUNSHINE IN!

Vitamin D wird landläufig auch als „Sonnenvitamin" bezeichnet, denn der Körper kann es bei Sonnenschein selbst bilden. Es ist vor allem für den Knochen-Stoffwechsel wichtig.

Wenn ultraviolette Sonnenstrahlen auf die Haut treffen, bildet der Körper Vitamin D aus bestimmten körpereigenen Substanzen. Vitamin D ist daher das einzige Vitamin, das der Mensch zumindest teilweise selber produzieren kann. Gerade im Winder oder für Menschen, die kaum an die Sonne kommen, reicht das aber oft nicht aus. Gute Nahrungsquellen für Vitamin D sind überwiegend tierische Lebensmittel, besonders fettreicher Fisch, Fleisch und Eier. Vitamin D ist vor allem für das Wachstum und die Ausbildung der Knochen und Zähne äußerst wichtig. In Form von Vitamin D_3 (Cholecalciferol) wirkt es mit bei der Differenzierung der Knochenstammzellen, bei der Regelung des gesamten Kalziumhaushaltes des Körpers sowie beim Stoffwechsel der Mineralstoffe Kalzium und Phosphat, die ebenfalls am Aufbau der Knochen beteiligt sind. Seit den 1920er-Jahren ist bekannt, dass Vitamin D das

Auftreten von Rachitis verhindert. Damals wurde Kindern Vitamin-D-reicher Lebertran verabreicht, heute gibt es Tabletten oder Zusätze (Vitamin-D-Prophylaxe), um den Vitamin-D-Bedarf zu decken. Ursache für einen Vitamin-D-Mangel kann eine ungenügende Sonneneinstrahlung in den Wintermonaten oder nicht ausreichender Aufenthalt im Freien (z. B. bei Bettlägerigkeit kranker oder alter Menschen) sein. Auch chronische Darm-, Leber- oder Nierenerkrankungen können zu einem Mangel führen.

TIPP

Gehen Sie regelmäßig nach draußen – auch im Winter. Um den Bedarf an Vitamin D zu decken, genügt schon ein 15-minütiger Aufenthalt in der Sonne dreimal pro Woche. Säuglinge und Menschen über 65 sollten zusätzlich mehr Vitamin D über die Nahrung oder durch Supplemente zu sich nehmen. Ferner sollten Vegetarier besonders in den Wintermonaten auf ausreichende Zufuhr achten. Eine Überdosierung von Vitamin D auf natürlichem Wege ist kaum möglich, da bei längerem Aufenthalt in der Sonne der Körper die Eigenproduktion reguliert. Eine andauernde Zufuhr durch Ergänzungspräparate sollte mit dem Arzt abgestimmt werden. Um den durchschnittlichen Tagesbedarf zu decken, reichen beispielsweise folgende Mengen der betreffenden Lebensmittel aus:

☆ 250 g Champignons, 200 g Eiersalat, 130 g Scholle, 30 g Lachs oder 30 g geräucherte Forelle.

VITAMIN E: DAMIT SIE NICHT RANZIG WERDEN

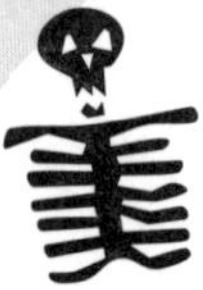

Vitamin E schützt Fett vor dem Ranzigwerden – in Lebensmitteln ebenso wie im Körper. Es ist daher hauptsächlich in fetthaltigen Lebensmitteln enthalten.

Vitamin E hat in Pflanzen in erster Linie die Funktion, die enthaltenen Fette vor der Oxidation, d. h. vor dem Ranzigwerden, zu schützen. Es gehört zu den Antioxidantien und seine Aufgabe im menschlichen Körper ist es, die mehrfach ungesättigten Fettsäuren in den Zellmembranen und damit die gesamte Zelle vor freien Radikalen zu schützen. Somit wirkt Vitamin E der Entstehung von Krebs und Arteriosklerose entgegen und beugt entzündlichen Prozessen vor. Vitamin E ist ein Sammelbegriff für insgesamt acht bisher bekannte fettlösliche Substanzen, vier von ihnen werden *Tocopherole* genannt.

Hauptlieferanten von Vitamin E sind pflanzliche Fette und Öle, ebenso Nüsse, Milchprodukte (z. B. Edelpilzkäse) und verschiedene Fischarten (z. B. Hering) können ebenfalls gute Nahrungsquellen sein.

TIPP

Essen Sie regelmäßig Nüsse und Samen (z. B. Sonnenblumenkerne) und verwenden Sie in der Küche hochwertiges Pflanzenöl. Auch in Krabben und fettem Fisch findet sich das fettlösliche Vitamin E.

Trotz seiner vielen Gesundheitswirkungen sollten Sie Vitamin E nicht unreflektiert als Kapseln oder Tabletten einnehmen. Wie alle fettlöslichen Vitamine kann es überdosiert werden. Fragen Sie hierzu Ihren Arzt oder Apotheker.

Achten Sie auch darauf, dass Sie möglichst natürliches Vitamin E statt synthetisch hergestellte Produkte einnehmen. Denn nur diese Präparate enthalten neben γ-Tocopherolen auch die anderen Tocopherole (α-, β- etc.).

Lagern Sie Öle dunkel und erhitzen Sie sie nicht mehrmals, da ansonsten das Vitamin E zerstört wird (z. B. beim Braten oder Frittieren). Achten Sie beim Kauf darauf, dass es sich um kaltgepresste Öle handelt, da andere Öle bei der Herstellung meist erhitzt und so bis zu zwei Drittel des Vitamins zerstört werden.

ZIMT

GUT ZUM MAGEN, SANFT GEGEN DIABETES

Schon seit Antike und Mittelalter wird Zimt nicht nur als Gewürz, sondern auch als Hausmittel verwendet.

Zimt wird aus der getrockneten inneren Rinde von Zweigen des Zimtbaumes hergestellt. Sie wird abgeschält, fermentiert und getrocknet, und kommt in eingerollten, ineinandergesteckten Stücken als Stangenzimt oder gemahlen als Pulver in den Handel. Insbesondere der weiche, hellbraune Ceylonzimt enthält ein ätherisches Öl mit den Hauptbestandteilen *Zimtaldehyd* und *Eugenol*.

Zimt hilft gegen Appetitlosigkeit und leichte Magen-Darm-Beschwerden. Der Wirkstoff *Zimtaldehyd* soll gegen Bakterien wie *Helicobacter pylori* wirken, das u. a. Magengeschwüre verursachen kann.
Zimt beseitigt Blähungen und Völlegefühl. Ferner wurde festgestellt, dass Zimt den Blutzuckerspiegel günstig beeinflussen kann und damit besonders für Diabetiker geeignet ist.
Eine spezielle Zimtsorte, der so genannte Cassia-Zimt, enthält größere Mengen des Stoffes Cumarin, der in größeren Mengen die Leber schädigt. Diese Wirkungen sind aber reversibel, das heißt gelegentlicher Genuss hat keinen Einfluss. Die cumarinhaltige Cassia-Sorte erkennen Sie bei Zimtstangen daran, dass hier eine dicke Rindenschicht zu einem Röllchen geformt ist, während beim Ceylon-Zimt mehrere Rindenschichten die Zimtstange formen. Zimtpräparate sind unbedenklich.

TIPP

Verwenden Sie öfter Zimt zum Würzen – nicht nur in der Weihnachtszeit. Wenn Sie Diabetiker sind, lassen Sie sich von Ihrem Arzt oder Apotheker beraten, ob Zimtpräparate für Sie Sinn machen.

OHNE ZINK LÄUFT GAR NICHTS!

Eine Vielzahl von Enzymen in unserem Körper ist von Zink existenziell abhängig und vor allem für die Immunabwehr ist dieses Enzym wichtig.

Obwohl der Mineralstoff Zink schon seit Langem bekannt ist, wurde erst in den 90er-Jahren seine Bedeutung für den menschlichen Körper nachgewiesen und zunehmend weiter erforscht. Etwa 300 Enzyme im Körper benötigen die Anwesenheit von Zink, um ihre Funktionen ausüben zu können. Ferner ist Zink für die Zellteilung, Zellerneuerung und das Wachstum unentbehrlich. Auch das Immunsystem benötigt Zink, um einwandfrei zu funktionieren. Optimal ist die Kombination mit Vitamin C, da sich beide Wirkstoffe ergänzen. Es wird angenommen, dass Zink schädigenden Radikalen entgegenwirkt sowie an der Ausschüttung von Sexualhormonen, Insulin und Wachstumshormonen maßgeblich beteiligt ist.

Ein Zinkmangel kann bei älteren Menschen und Vegetariern auftreten und führt u. a. zu Wachstumsstörungen, Impotenz, Haarausfall, Muskelschwäche, Nachtblindheit und Hautentzündungen. Das Immunsystem ist auf Zink angewiesen, daher werden auch häufige Infekte und Erkältungen mit Zinkmangel in Verbindung gebracht.

TIPP

Essen Sie ausreichend zinkhaltige Nahrungsmittel und ergänzen Sie Zink in der Erkältungszeit zusätzlich zur Vorbeugung und Stärkung des Immunsystems. Die empfohlene tägliche Zufuhrmenge von Zink liegt für Männer bei 10 mg, für Frauen bei 7 mg. Besonders zinkreiche Nahrungsquellen sind Meeresfrüchte, Austern, Haferflocken, Rindfleisch, Bohnen und Geflügel.

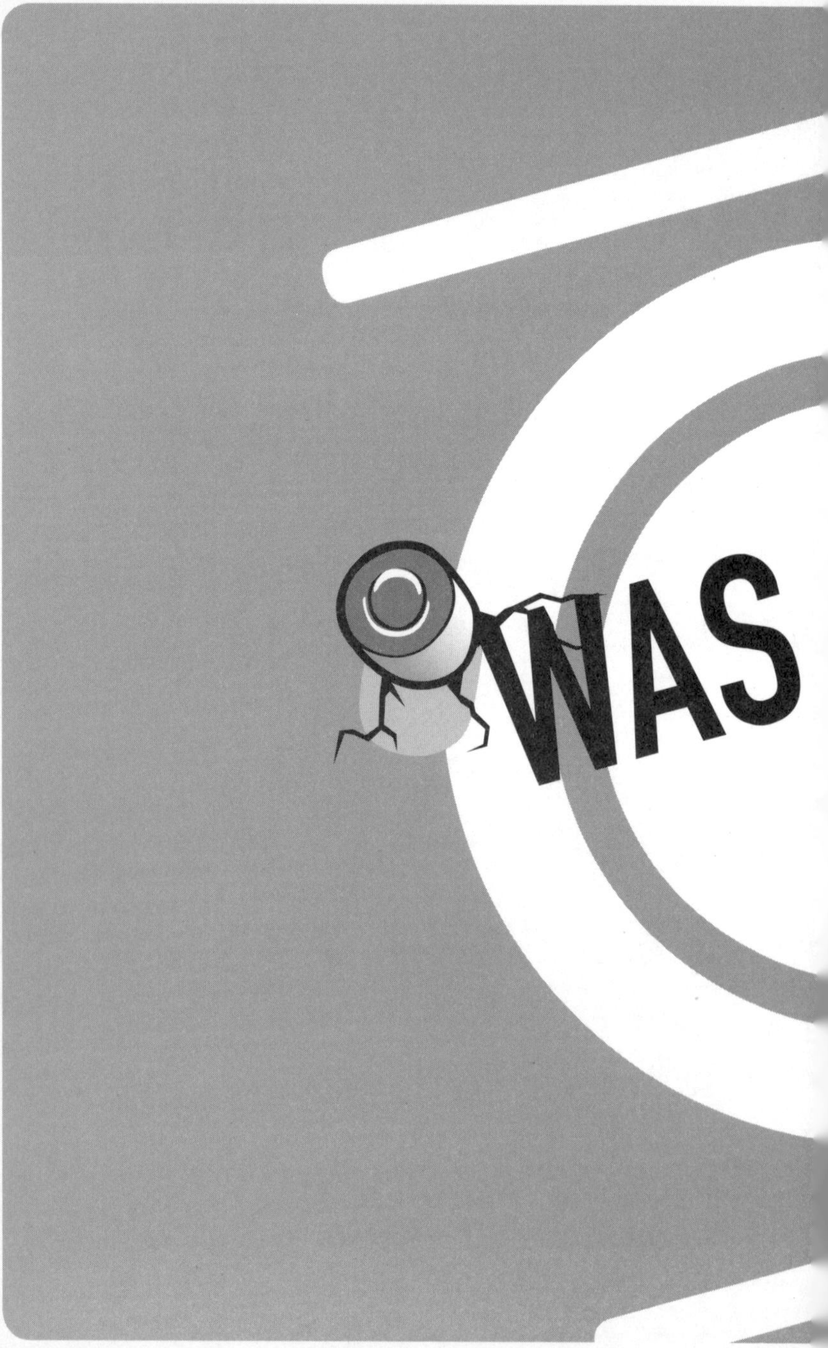
WAS

DU BIST, DU ISST?

JEDER WEISS ES, KEINER HÄLT SICH DRAN. KEIN WUNDER: DIE VERLOCKUNGEN DER FAST-FOOD-RESTAURANTS SIND ALLGEGENWÄRTIG, HEISS UND FETTIG IST IMMER BELIEBTER ALS ROH UND KNACKIG. ABER WAS SOLL MAN SAGEN: ES KOMMT DRAUF AN, WAS HINTEN RAUSKOMMT! UND GLAUBEN SIE ES, IHRE VERDAUUNG UND IHR WOHLBEFINDEN WERDEN ZU UNGEAHNTEN HÖHENFLÜGEN ANSETZEN, WENN SIE SICH HALBWEGS GESUND ERNÄHREN. UND DANN IST DA AUCH AB UND AN EIN HAMBURGER DRIN ...

WENIGER ESSEN HEISST LÄNGER LEBEN

Klingt nicht sehr attraktiv, ist aber definitiv so. Eine Kalorienrestriktion verlängert das Leben, das haben Forscher schon vor langer Zeit herausgefunden. Durch weniger Nahrung kann man den Energieumsatz absenken und die Lebenserwartung steigern.

Es gibt bereits seit 1935 Untersuchungen darüber, dass eine verminderte Kalorienaufnahme die Lebensspanne bei Nagetieren verlängert. Mäuse, die eine Diät mit 50 Prozent weniger Kalorien bei gleich hohem Protein-, Vitamin- und Mineralstoffgehalt erhielten, lebten bis zu einem Drittel länger. Auch die Entstehung von Krebserkrankungen war signifikant seltener. Beim Menschen gibt es bisher keine Studien, aber dennoch Erfahrungswerte (z. B. aus Japan), dass Personen, die nur sehr wenig – aber gesund – essen, besonders lange leben.

Hintergrund ist, dass der Körper sich an die geringere Kalorienzufuhr gewöhnt und seinen Stoffwechsel entsprechend verlangsamt bzw. weniger Energie verbraucht. Ein schneller Stoffwechsel bedeutet auch schnelles Altern. Jede Nahrungsaufnahme steigert den Energieverbrauch, die aufgenommenen Kalorien müssen ja weiterverarbeitet werden und auch das Verdauungssystem benötigt Energie. Je mehr man isst, desto schneller läuft der Stoffwechsel ab. Gleichzeitig ist auch der Verschleiß und vor allem die Entstehung von freien Radikalen höher, was wiederum die Entstehung von chronischen Erkrankungen begünstigt. Mittlerweile wurde an Mäusen und einigen anderen Tieren gezeigt, dass eine um 30 bis 50 Prozent verminderte Kalorienaufnahme beispielsweise das Auftreten von Diabetes, Tumoren und Bluthochdruck verzögern oder sogar verhindern kann.

TIPP

Essen Sie eher weniger als zu viel – das kann Ihr Leben verlängern. Es schadet nicht, sich anzugewöhnen weniger zu essen. Dabei können Sie sich ja trotzdem hin und wieder etwas Besonderes und Gutes gönnen. Achten Sie darauf, dem Körper auch bei geringerer Kalorienzufuhr alle notwendigen Vitalstoffe zu geben, wie Vitamine, Mineralstoffe, Proteine und ungesättigte Fettsäuren.

LANGES LEBEN, SPÄTER TOD – ÖFTER MAL KEIN ABENDBROT

Das Abendessen ausfallen zu lassen (Dinner Cancelling) ist keine Diät-Mode, sondern eine gute Möglichkeit, den Alterungsprozess zu verlangsamen. Spätes üppiges Essen verhindert nämlich die Ausschüttung des Anti-Aging-Hormons *Melatonin*.

Immer mehr Forschungen zeigen, dass ein geringerer Energieumsatz eine längere Lebenserwartung zur Folge hat. Das liegt vor allem daran, dass jegliche Form von Nahrung den Stoffwechsel aktiviert und gleichzeitig Wärme freisetzt. Wärme führt dazu, dass Stoffwechselvorgänge, aber auch die Zellalterung schneller voranschreiten.

Positiv wirkt sich eine Absenkung der Körpertemperatur aus, wie sie normalerweise ganz natürlich in der Nacht passiert. Vor allem das Hormon Melatonin sorgt dafür, dass im Tiefschlaf der Energieumsatz gesenkt wird. Ein üppiges Abendessen blockiert diesen Prozess allerdings, da die Verdauung der Nahrung überflüssige Energie und Wärme produziert. Vor allem Protein sollten Sie am Abend nicht mehr in großen Mengen essen. Steaks & Co. sind besonders „verdauungsintensiv". Eine leichte Kohlenhydratmahlzeit, ein Teller Nudeln oder ein Tomatenbrot sind da besser geeignet.

TIPP

Lassen Sie das Abendessen mal ausfallen oder gestalten Sie es zumindest nicht zu üppig, das fördert den Schlaf und es hält außerdem jung.

OHNE WASSER SIND WIR (ZIEMLICH SCHNELL) TOT

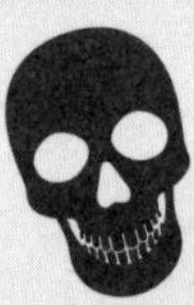

Der Mensch kann mehrere Wochen ohne Nahrung auskommen, jedoch nur wenige Tage ohne Wasser. Für alle Vorgänge in den Körperzellen ist eine regelmäßige Wasserzufuhr unerlässlich.

Der Mensch besteht je nach Alter, Geschlecht und physiologischem Zustand zu ca. 50 bis 70 Prozent aus Wasser, das Gehirn aus bis zu 90 Prozent. Das kühle Nass wird vor allem für Stoffwechselvorgänge im Körper benötigt. Das bedeutet, Nährstoffe können nur in den Körper eingebaut oder zu Energie umgewandelt werden, wenn die Zellen genug Wasser haben. Vor allem der Mineralienhaushalt hängt eng mit dem Flüssigkeitsstatus zusammen. Mineralstoffe sind normalerweise in Wasser gelöst und werden über Nahrung oder Getränke zugeführt. Wenn Sie viel schwitzen, verlieren Sie Mineralstoffe – vor allem Natrium, Kalium und Magnesium – über die Haut. Diese müssen wieder zugeführt werden,

und dafür sollten Sie Mineralwasser trinken oder mineralstoffhaltige Nahrung, wie Obst und Gemüse, essen.
Wasser hat auch wichtige Funktionen bei allen Ausscheidungsprozessen. Giftstoffe werden vor allem über den Urin wieder ausgeschieden, und nur wer ausreichend trinkt, wird alles los, was sich im Körper angesammelt hat.
Ein normaler Erwachsener verliert am Tag bis zu zwei Liter Flüssigkeit über Urin, Stuhlgang, Haut und Atmung, bei sportlicher Tätigkeit noch mehr. Diese Menge sollten Sie mindestens über die Nahrung und vor allem über Getränke wieder zuführen.

☆ FAUSTREGEL

Eine halbe Stunde Schwitzen „braucht" mindestens einen halben Liter Wasser.

TIPP

Trinken Sie mindestens zwei Liter Wasser am Tag – am besten pur, je nach Geschmack auch mal ungesüßten Tee oder Wasser mit einem kleinen Schuss Zitrone. Vermeiden sollten Sie Limonaden, Eistees und Colagetränke, da diese aufgrund ihres hohen Zuckergehaltes kaum den Durst löschen und noch dazu dick machen. Säfte eignen sich am besten verdünnt als Schorlen.

BUNT ESSEN IST GESUND!

KAROTINOIDE – SCHUTZTRUPPE FÜR DIE ZELLEN

Die roten, gelben und grünen Farbstoffe in Pflanzen haben zahlreiche positive Gesundheitswirkungen. Vor allem das Risiko für die Entstehung von Krebs und Herz-Kreislauf-Erkrankungen wird reduziert.

Karotinoide sind Pflanzenfarbstoffe, von deren bekanntestem Vertreter, dem Beta-Karotin, sich der Name der gesamten Substanzgruppe ableitet. Karotinoide kommen in fast allen Obst- und Gemüsesorten vor, über 600 sind bis heute bekannt. Sie sind für die rote, orange oder gelbe Farbe in Möhren, Tomaten oder Aprikosen verantwortlich. In grünblättrigem Gemüse wie Spinat oder Mangold ist die orangerote Farbe der Karotinoide vom grünen Chlorophyll überdeckt.

Aufgrund ihrer Fähigkeit, Sauerstoff an sich zu binden, wirken sie als so genannte Antioxidantien, d. h. sie fangen freie, aggressive Sauerstoffmoleküle (Radikale) und ähnliche schädliche Oxidationsprodukte ab und „entschärfen" sie somit. Durch diese antioxidative Wirkung spielen Karotinoide im Immunsystem und beim Zellschutz eine wichtige Rolle.

Wissenschaftler sagen: wer viel karotinoidreiches Obst und Gemüse isst, hat ein geringeres Risiko für verschiedene Krebsarten, wie z. B. Lungenkrebs. Auch das Risiko für Herz-Kreislauf-Erkrankungen sinkt mit einer hohen Karotinoid-Aufnahme. So reduziert vor allem Lycopen aus Tomaten das Auftreten von Herzinfarkt und Prostatakrebs. Beta-Karotin ist nicht nur die wichtigste Vorstufe (Provitamin) von Vitamin A, sondern es beeinflusst auch das Immunsystem, indem es Schutzmechanismen im Körper stimuliert.

TIPP

Essen Sie täglich gemäß dem Ampelprinzip rote, gelborange sowie grüne Gemüse- und Obstsorten. Da Beta-Karotin und Lycopen relativ hitzestabil sind, eignen sich Möhren, Kürbis oder Paprika gut zum Anschmoren. Aus erhitztem und zerkleinertem Gemüse wie Tomatenmark oder Möhrensaft sind Karotinoide besonders gut verfügbar. Mit etwas Öl oder Butter zubereitet werden die fettlöslichen Karotinoide vom Körper noch besser aufgenommen. Das Lutein in grünem Gemüse dagegen ist äußerst anfällig gegenüber Hitze, daher ist es sinnvoll, Spinat oder Grünkohl auch mal roh als Salat zu verzehren.

JETZT HANDELN: ESST MEHR MANDELN!

An Mandeln denkt man meistens nur in der Weihnachtszeit. Warum eigentlich? Sie haben es nicht verdient, nur als Lebkuchendeko aufzutauchen, denn sie haben viele positive Gesundheitswirkungen, die man sich nicht entgehen lassen sollte. Dank ihrer Inhaltsstoffe beugen sie Krankheiten vor und helfen sogar beim Abnehmen, zumindest wenn sie nicht im besagten Lebkuchengewand auftreten.

Sie schmecken gut, sind sättigend und vielseitig – und noch dazu sehr gesund: Eine Handvoll Mandeln mit knapp 30 g enthält einfach und mehrfach ungesättigte, herzfreundliche Fettsäuren, das Antioxidans Vitamin E, Proteine, Ballaststoffe, Magnesium, Kalium, Kalzium, Phosphor und Eisen – und insgesamt nur 160 Kalorien. Das macht Mandeln zu einem gesunden Nahrungsmittel, das entweder als Snack verzehrt oder auch als Zutat bei einer Hauptmahlzeit verwendet werden kann.

Neben dem Nährwertaspekt haben Studien auch ergeben, dass Mandeln für die Herzgesundheit und bei der Gewichtsabnahme eine wichtige Rolle spielen. Mandeln helfen durch ihren Gehalt an ungesättigten Fettsäuren, das „schlechte" Cholesterin zu senken, und haben gleichzeitig einen günstigen Einfluss auf den Blutdruck. Ein weiterer Vorteil ist, dass sie den glykämischen Index von kohlenhydrathaltigen Mahlzeiten verringern und damit der Insulinresistenz vorbeugen und effektiv beim Abnehmen helfen können.

TIPP

Essen Sie regelmäßig eine Hand voll Mandeln. Sie können damit beispielsweise Ihren Joghurt zum Frühstück verfeinern, ein paar Mandeln in eine gesunde Mahlzeit integrieren oder einfach pur essen. Mandeln schmecken zu jeder Tageszeit immer knackig und herzhaft. Nur Vorsicht: geröstet, geölt und karamellisiert gehen die positiven Gesundheitsaspekte wegen der wesentlich höheren Kalorienzahl schnell wieder verloren!

TOMATEN AUS DER DOSE SIND NICHT SCHLECHTER ALS FRISCHE

Generell gilt die Tomate in jeder Form (sogar als Ketchup) als besonders gesund, denn in diesem Gemüse sind zahlreiche verschiedene wertvolle Nährstoffe und Inhaltsstoffe enthalten, die als Schutzstoffe gegen Krebs, Arteriosklerose oder Hauterkrankungen wie z. B. Akne gehandelt werden.

Viel diskutiert ist in den letzten Jahren das Antioxidans Lycopen, welches Teil des roten Farbstoffes in Tomaten ist. Was erstaunlich ist: Es wird aus verarbeiteten Tomatenprodukten wie Tomatenmark, -saft, -ketchup, -sauce und -suppe vom Körper besser verwertet als aus rohen Tomaten. Hitze und Öl steigern die Aufnahme von Lycopen und Beta-Karotin. Der Farbstoff Lycopen beugt Zellschädigungen vor, die zu Herzinfarkt und Krebs führen können.

So fand man beispielsweise in einer Studie heraus, dass Männer ihr Infarktrisiko durch eine Lycopenreiche Ernährung halbieren konnten. Andere Studien geben Hinweise darauf, dass Lycopen vor Prostatakrebs schützt und die so genannte „Makuladegeneration", eine Erkrankung, die langfristig zur Erblindung führt, verhindern kann. Lycopen alleine als Nahrungsergänzung scheint aber nicht so wertvoll wie Tomaten als „Ganzes".

TIPP

Achten Sie darauf, dass Sie möglichst häufig etwas Rotes (Tomaten, rote Paprika, Hagebutten, Aprikosen oder Grapefruit) auf dem Teller liegen haben. Es darf auch ruhig mal Ketchup sein.

ZEIGEN SIE ZÄHNE

Die Zähne geben einen guten Hinweis auf die allgemeine Gesundheit und darauf, ob eventuell versteckte Krankheitsherde im Körper sind. Kranke Zähne begünstigen das Risiko für viele weitere Erkrankungen.

Entzündungen der Zähne und des Zahnfleisches werden häufig lange nicht behandelt oder gar nicht entdeckt. Seien Sie wachsam in Bezug auf Ihre Kauwerkzeuge. Zahnfleischentzündungen und Parodontitis sind schwere Entzündungen im Körper, die unter anderem die Entwicklung von Herz-Kreislauf-Erkrankungen fördern und das Herzinfarkt- und Schlaganfallrisiko erhöhen.

Auch für werdende Mütter ist die Zahnhygiene sehr wichtig: Die Gefahr für eine Frühgeburt ist bei schweren Zahnfleischentzündungen stark erhöht. Dabei ist eine regelmäßige Pflege nicht schwer: Zähne putzen mit einer guten Zahnbürste (Vorsicht: sollte nicht zu hart sein, eventuell eine elekktrische Zahnbürste verwenden!) und der richtigen Technik (niemals „gegen" das Zahnfleisch) ist ein wesentlicher Bestandteil guter Zahnhygiene. Zahnseide und kleine Bürsten für die Zwischenräume und eventuell Spülungen mit desinfizierenden Präparaten sollten ebenfalls regelmäßig durchgeführt werden.

TIPP

Schenken Sie Ihren Kauwerkzeugen mehr Beachtung und pflegen Sie sie gut. Tauschen Sie regelmäßig die gebrauchte Zahnbürste gegen eine neue aus. Nach dem Genuss von sauren Lebensmitteln wie z. B. Orangen, Wein, Kaffee oder Joghurt nicht direkt die Zähne putzen, da dies zu einer Abnutzung der oberflächlichen Zahnsubstanzschichten führen kann. Dann lieber nur kurz mit einer Mundpflege spülen. Wenn Sie entzündliche Prozesse im Mund feststellen, lassen Sie diese umgehend behandeln.

VORSICHT DIÄT!

RADIKALKUREN MACHEN DICK UND KRANK

„Ich ess dann mal nix …" – großer Fehler! Crash-Diäten, z. B. „Null"-Diäten, führen meistens zum Jo-Jo-Effekt und sind gleichzeitig eine große Belastung für das Immunsystem. Daher: lieber langsam abnehmen und dafür dauerhaft.

Einseitige Crash-Diäten, bei denen über Wochen sehr wenig und unausgewogen gegessen wird, sind purer Stress. Nicht nur für den, der sie macht und seine Umwelt (nichts geht über die „gute" Laune eines Crashers), sondern auch für jede einzelne Körperzelle. Aktuelle Untersuchungen zeigen, dass eine radikale Diät, mit der man versucht, das Gewicht in den Griff zu kriegen, meist auch das Immunsystem schwächt. Frauen, die in ihrem Leben bereits viele Diäten gemacht hatten, zeigten eine geringere Aktivität bestimmter Immunzellen als Frauen, die über längere Zeit ein stabiles Gewicht hatten. Und was hat man von einer Diät, wenn der allgemeine Gesundheitszustand in den Keller geht?

Wie bei allen wichtigen Dingen: so husch, husch geht da gar nix. Wenn Sie dauerhaft abnehmen wollen, funktioniert das am besten über eine langfristige Änderung Ihres Lebensstils. Kurzfristige und radikale Diäten führen in den meisten Fällen zum berüchtigten Jo-Jo-Effekt, das bedeutet, das Gewicht erreicht einige Wochen nach der Diät wieder seinen ursprünglichen oder sogar einen höheren Wert. Der Jo-Jo-Effekt entsteht, weil der Körper bei Radikaldiäten neben dem Körperfett auch viel Muskelmasse verliert. Der Muskelanteil im Körper bestimmt den Grundumsatz, da Muskeln auch in Ruhe Kalorien verbrauchen. Wenn der Körper Muskelmasse verliert, sinkt der Grundumsatz dauerhaft.

Stärkere Einschränkungen der Kalorienzufuhr machen zu Beginn eines langfristigen Abnehmprogramms durchaus Sinn, um den Stoffwechsel anzuregen und in die Gewichtsreduktion einzusteigen. Das gilt vor allem für stark Übergewichtige. Suchen Sie sich ein Programm, das den Insulinspiegel berücksichtigt und lassen Sie sich hierzu von einem Oecotrophologen, Arzt oder Apotheker beraten.

TIPP

Achten Sie auf ausgewogene Ernährung und regelmäßige Bewegung. Wenn Sie übergewichtig sind, nehmen Sie sich genügend Zeit zum Abnehmen - realistisch sind ein bis zwei Kilo im Monat. Je langsamer Sie abnehmen, desto höher ist die Chance, das Gewicht hinterher auch langfristig und somit erfolgreich zu halten.

MITTELMASS MACHT DURCHAUS SPASS!

WENIGSTENS BEIM GEWICHT

Sowohl Übergewicht als auch Untergewicht erhöhen das Risiko für Krankheit und vorzeitigen Tod. Im Mittelmaß leben Sie gesundheitlich am besten.

Nicht nur Übergewicht, sondern auch Untergewicht erhöhen das Risiko für viele Krankheiten. Übergewicht ist neben Rauchen, Bewegungsmangel, Stress und genetischen Faktoren der Haupt-Risikofaktor für Herz-Kreislauf-Erkrankungen wie Herzinfarkt und Schlaganfall sowie viele Krebserkrankungen. Eine Studie aus den USA hat gezeigt, dass bei Übergewichtigen, die 10 bis 15 kg innerhalb eines Jahres abgenommen haben, die

Gesamtsterberate um 20 Prozent sinkt, die Sterberate von Diabetikern um 30 Prozent und die von Krebspatienten sogar um 36 Prozent.

Doch auch bei Untergewichtigen besteht erhöhtes Risiko für verschiedenste Krankheiten, besonders wenn das geringe Gewicht auf strenge Diäten und Mangelversorgung zurückzuführen ist. Vitamin- und Eiweißmangel können auch zu subjektiven Problemen wie Müdigkeit, fahler Haut oder Konzentrationsschwäche führen.

TIPP

Ob das Gewicht zu hoch oder zu niedrig ist, können Sie ganz einfach an Ihrem BMI (Body Mass Index) ermitteln. Er errechnet sich aus Körpergröße in Kilogramm geteilt durch Körpergröße in Metern zum Quadrat, alternativ können Sie Ihren BMI auch aus einer Tabelle ablesen. Der optimale BMI liegt zwischen 20 und 25, leichtes Übergewicht bei 25 bis 30 und starkes Übergewicht, das behandelt werden muss, über 30. Untergewicht liegt bei Werten unter 20 vor.

☆ Kontrollieren Sie Ihren BMI regelmäßig und versuchen Sie, Werte zwischen 20 und 30 zu erreichen.

IN DER RUHE

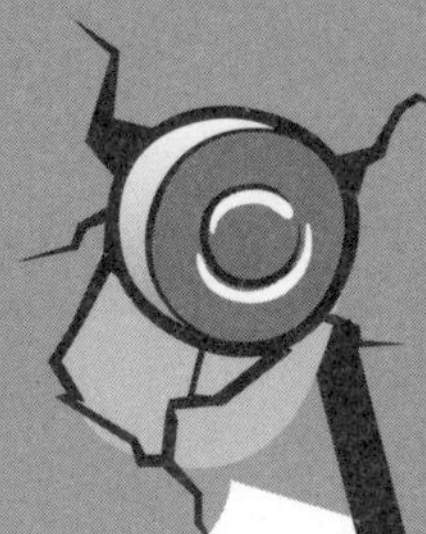

LIEGT DIE KRAFT

SIND SIE AUCH DAS BÜROTIER, DAS ZWISCHEN E-MAILS, TELEFON UND KONFERENZ HIN- UND HERTIGERT? JAGT IHNEN SCHON DAS KLINGELN DES TELEFONS EINEN SCHAUER ÜBER DEN RÜCKEN? KRIEGEN SIE DIE KRISE IM MORGENDLICHEN BERUFSVERKEHR? HEY, LASSEN SIE ES LANGSAMER ANGEHEN, DENN STRESS WIRKT DEFINITIV LEBENSVERKÜRZEND. TODSICHER! ZIEHEN SIE DIE BREMSE, ZEIGEN SIE GELASSENHEIT.

„ABWARTEN UND TEE TRINKEN“

LEBENSMOTTO FÜR EINE HEKTISCHE ZEIT

Grüner Tee ist ein wahres Wundergetränk – aus gesundheitlicher Sicht und in Maßen genosssen. In Asien werden die Heilkräfte von grünem Tee seit Jahrtausenden geschätzt. Auch im Westen werden die Wirkstoffe in grünem Tee seit Jahren erforscht, und immer mehr Untersuchungen bestätigen die positive Wirkung dieses Getränks.

Eine Tasse warmer grüner Tee kann Wunder bewirken: entschlacken und gleichzeitig entspannen. Die Teeblätter werden für grünen Tee nicht wie bei schwarzem Tee fermentiert, wodurch nahezu alle im frischen Blatt enthaltenen Wirkstoffe erhalten bleiben. Dadurch unterscheidet sich grüner Tee auch in der Zubereitung, im Geschmack, den Inhaltsstoffen und seinen Wirkungen vom schwarzen Tee. Das zur Gruppe der Katechine gehörende Flavonoid EGCG (Epigallocatechingallat) ist einer der Hauptinhaltsstoffe und der vermutlich stärkste Wirkstoff im grünen Tee. Er ist auch für den bitteren Geschmack verantwortlich. Man spricht ihm die Fähigkeit zu, das Immunsystem in allen Stadien zu unterstützen.

EGCG weist antioxidative Wirkungen auf, um schädliche freie Radikale zu zerstören. Eine andere Untersuchung hat gezeigt, dass Menschen, die regelmäßig mehrere Tassen grünen Tee am Tag trinken, ein geringeres Schlaganfallrisiko aufweisen. Darüber hinaus weisen Untersuchungen darauf hin, dass EGCG auch bei der Senkung der „schlechten" LDL-Cholesterinwerte eine Rolle spielt.

TIPP

Trinken Sie regelmäßig grünen Tee für Ihre Gesundheit. Die im grünen Tee enthaltenen Gerbstoffe (Tannine) wirken auch beruhigend bei Stress und nervösem Magen. Beachten Sie dabei: Der Gehalt an Katechinen ist in Instanttees und Fertiggetränken geringer als in Tee aus frisch aufgebrühten Teeblättern.

VON VIELEN SORGEN KURZ BEFREIT – DURCH NICKERN IN DER MITTAGSZEIT

Ein kurzer Mittagsschlaf steigert nachweislich die geistige Fitness und Konzentrationsfähigkeit am Nachmittag. Wichtig ist aber, nicht zu lange und zu tief zu schlafen.

Eine NASA-Studie mit Piloten ergab, dass ein kurzer Mittagsschlaf (neudeutsch „Power-Nap") von 20 bis 30 Minuten die Reaktionsschnelligkeit um 16 Prozent und die Konzentrationsfähigkeit um 35 Prozent steigert. In immer mehr Unternehmen, vor allem in den USA und in Japan, wird das nachmittägliche Schläfchen daher nicht mehr nur geduldet, sondern sogar gefördert.

Der menschliche Biorhythmus unterliegt im Laufe des Tages natürlichen Schwankungen mit einem Tiefpunkt zwischen 13:00 Uhr und 15:00 Uhr. In dieser Zeit sinken Blutdruck und Körpertemperatur, man ist müder als sonst und kann sich schlechter konzentrieren. Wer sich jetzt die Zeit für ein kurzes Nickerchen nimmt, ist anschließend schneller wieder frisch und konzentriert.

TIPP

Nehmen Sie sich öfter mal 10 bis 30 Minuten Zeit zum Power-Nap. Achten Sie aber darauf, dass Sie nicht zu lange und zu tief schlafen. Legen Sie sich nicht ins Bett, sondern lieber auf die Couch oder in einen Sessel und schlafen Sie im Sitzen oder Halbsitzen.

NICHT ZU VIEL UND NICHT ZU WENIG – WER RICHTIG SCHLÄFT, DER IST EIN KÖNIG

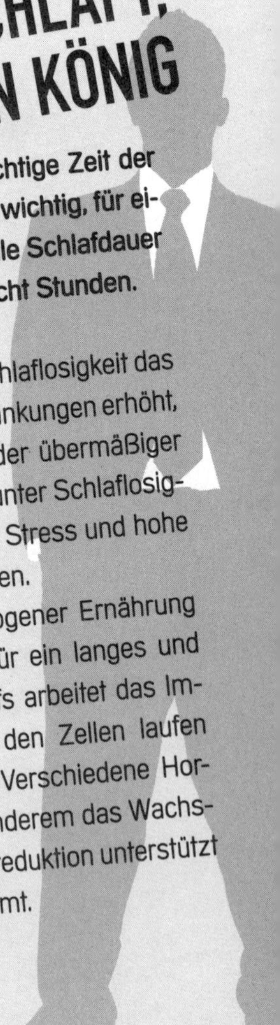

Schlafen ist für Körper und Geist eine wichtige Zeit der Regeneration und Reparatur. Daher ist es wichtig, für einen ruhigen Schlaf zu sorgen. Die optimale Schlafdauer liegt je nach Alter zwischen sechs und acht Stunden.

Aktuelle Untersuchungen zeigen, dass Schlaflosigkeit das Risiko für viele akute und chronische Erkrankungen erhöht, und zwar ähnlich stark wie Rauchen oder übermäßiger Alkoholkonsum. Viele Menschen leiden unter Schlaflosigkeit und Schlafstörungen, bedingt durch Stress und hohe Anforderungen in Beruf sowie Privatleben.

Erholsamer Schlaf ist neben ausgewogener Ernährung und Bewegung ein wichtiger Faktor für ein langes und gesundes Leben. Während des Schlafs arbeitet das Immunsystem auf Hochtouren und in den Zellen laufen wichtige Regenerationsprozesse ab. Verschiedene Hormone werden ausgeschüttet, unter anderem das Wachstumshormon, welches eine Gewichtsreduktion unterstützt und den Alterungsprozess verlangsamt.

Zu langer Schlaf kann sich auf Dauer allerdings auch negativ auswirken. Die Heidelberger Langzeitstudie zu Diagnostik und Risikofaktoren chronischer Erkrankungen kam zu dem Ergebnis, dass eine Schlafdauer zwischen sechs und acht Stunden optimal ist.

TIPP

Sorgen Sie für einen erholsamen Schlaf und nutzen Sie zunächst alle natürlichen Methoden. Vermeiden Sie, kurz vor dem Schlafen noch intensiven Sport zu treiben. Ein kurzer entspannender Spaziergang hingegen kann sich positiv auswirken. Richten Sie sich Ihren Schlafplatz so ruhig und angenehm wie möglich ein. Achten Sie auf eine gute Matratze, möglichst wenig Lärm- und Lichtquellen und eine kühle, beruhigende Atmosphäre. Nutzen Sie das Bett zum Schlafen und nicht zum Arbeiten, Fernsehen oder für schwierige Diskussionen mit dem Partner! Hören Sie vor dem Einschlafen beruhigende Musik oder lesen Sie leichte Romane. Wenn Sie Einschlaf- oder Durchschlafprobleme haben, lernen Sie Entspannungstechniken wie autogenes Training oder progressive Muskelentspannung. Beruhigend wirken auch Tees mit Melisse und Hopfen oder leichte Baldrianmittel. Vermeiden Sie Medikamente, denn diese können leicht abhängig machen.

WENN DU ES EILIG HAST – GEHE LANGSAM

Wer ständig unter Anspannung lebt und sich auspowert, läuft Gefahr, schneller zu altern und krank zu werden. Einen Gang runterschalten führt oft schneller zum Ziel.

Wie fahren Sie Ihr Auto? Langsam, gemächlich, ruhig, gemütlich – oder schnell, sportlich, hochtourig, hektisch? Vergleichen Sie Ihren Körper mit Ihrem KFZ: Ein Auto, das ständig hochtourig, mit Höchstgeschwindigkeit und am Limit gefahren wird, verbraucht mehr Kraftstoff und verschleißt viel schneller, als eines, das eher untertourig und gemütlich gefahren wird. Stellen Sie sich vor, Sie könnten sich in Ihrem gesamten Leben nur ein einziges Auto leisten. Wie würden Sie es pflegen, wie würden Sie es fahren, was würden Sie tun, damit es möglichst lange in gutem Zustand bleibt? Viele Menschen heutzutage haben es immer eilig, sind ständig gehetzt und verlieren dadurch im Endeffekt viel Zeit, weil sie entstandene Fehler wieder korrigieren müssen.

Professor Bankhofer gibt folgenden Tipp, wie man im hektischen Alltag abschalten kann und zu sich selbst findet. Mit »simple Meditation«, einer Methode, die Wissenschaftler der amerikanischen Harvard Universität empfehlen, läuft die Entspannung über die Konzentration auf die vielen kleinen Dinge des Lebens, die wir höchstens nebenher oder gar nicht mehr beachten. Wichtig ist: die »simple Meditation« bewusst einleiten. Denn: Stress erfasst uns automatisch und die dagegen notwendige Entspannung muss gezielt herbeigeführt werden.

Eine Übung: Setzen Sie sich an einen Tisch. Nehmen Sie eine Orange zur Hand, eine Mandarine oder auch einen Apfel. Machen Sie diese Frucht zum Mittelpunkt Ihres Lebens. Atmen Sie den Geruch ein. Tasten Sie sie ab. Denken Sie darüber nach, woher diese Frucht kommt, welche wertvollen Inhaltsstoffe sie liefert. Dann schälen Sie sie langsam und essen Stück für Stück, ganz konzentriert. Ein einfacher Essvorgang wird zu einer wertvollen Entspannungsübung, die im größten Stress wieder neue Vitalität gibt. Schöner Nebeneffekt: Man gewöhnt sich das gedankenlose In-sich-Hineinstopfen ab.

(Aus: Prof. Hademar Bankhofer: Das kleine Buch vom Glück. Südwest Verlag)

TIPP

Schalten Sie lieber mal einen Gang runter – damit kommen Sie im Endeffekt weiter.

HINTERN HOCH, STRESS ADE!

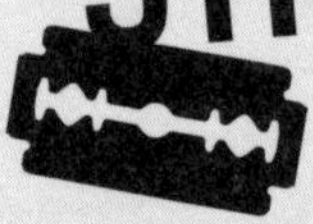

Bei Stress schüttet der Körper Adrenalin aus, welches die Symptome Aufregung, schneller Herzschlag, Anspannung usw. hervorruft. Adrenalin wird am besten durch Bewegung abgebaut.

Stress ist an sich nicht negativ, sondern eine natürliche Reaktion des Körpers auf eine unerwartete und potenziell gefährliche Situation. Der Körper schüttet verschiedene Hormone aus, unter anderem Adrenalin, welches in Sekundenbruchteilen Energie für die ureigensten Stressreaktionen „Angriff" oder „Flucht" bereitstellt. Gleichzeitig wird Kortisol ausgeschüttet, welches entzündungshemmend wirkt.
Der Körper wird also darauf vorbereitet, zu kämpfen oder wegzulaufen. Dadurch werden die Stresshormone dann wieder abgebaut, Adrenalin relativ schnell, Kortisol bleibt länger im Blut. Problematisch wird der Stress, wenn auf

den Auslöser keine adrenalinabbauende Reaktion erfolgt. Wer heutzutage Ärger mit seinem Chef hat, kann weder zum Angriff übergehen noch einfach aus dem Büro flüchten. Wer im Auto unter Zeitdruck nach einem riskanten Überholmanöver Herzrasen bekommt, müsste eigentlich aussteigen und über Bewegung diesen Stress wieder abbauen. Doch wer nimmt sich die Zeit dafür? Weiterhin zeigen aktuelle Untersuchungen, dass Stress langfristig den Cholesterinspiegel erhöht. Menschen, die stärker und emotionaler auf Stresssituationen reagieren, hatten in einer Untersuchung über mehrere Jahre signifikant höhere Cholesterinwerte.

Wenn Bewegung zum Abreagieren spontan nicht möglich ist, sollten Sie sich nach der Arbeit und am besten jeden Tag etwas Zeit für Bewegung nehmen.

TIPP

Planen Sie mehrmals in der Woche Zeit für Sport ein, um Stresshormone abzubauen. Sie werden merken, die investierte Zeit zahlt sich schnell aus, weil Sie dann hinterher viel effektiver arbeiten können. Übrigens: Bewegung fördert auch einen guten Schlaf. Wenn die Stresshormone abgebaut sind, ist Platz für Melatonin, das Schlafhormon.

STÄNDIG ZU WENIG POWER DURCH ZUVIEL STRESS

Bei CFS (Chronic Fatigue Syndrom / Chronisches Müdigkeitsyndrom) handelt es sich um eine lang anhaltende dauerhafte Müdigkeit und Erschöpfung, die keine organische Ursache hat und durch Ausruhen und Schonung nicht gleich behoben werden kann. Neben organischen Ursachen spielen Stress und Überforderung, aber auch Unterforderung eine wichtige Rolle.

Ständiger Stress macht schlapp und anhaltend müde. Nach Schätzungen leiden ca. 20 Prozent der Menschen in den Industrienationen unter dauerhafter Erschöpfung und Energielosigkeit. Sie sollten zunächst bei einem Arzt checken lassen, ob organische Ursachen vorliegen. Erschöpfungszustände treten beispielsweise nach starken Infektionen auf, aber auch bei Mangelzuständen und Stoffwechselstörungen oder als Nebenwirkung von Medikamenten.

Sehr häufig entsteht Müdigkeit aufgrund von Stress und dauerhafter Überforderung, manchmal aber auch durch Unterforderung und fehlende Motivation. In diesen Fällen können Sie selbst viel zur Besserung beitragen: Nehmen Sie sich Zeit für Bewegung und Entspannung und entzerren Sie Ihren Tagesablauf. Lernen Sie Prioritäten zu setzen und schnelle Entscheidungen zu treffen. In der hochkomplexen heutigen Welt erzeugt manchmal schon die Frage, welche von den 40 verschiedenen Marmeladensorten im Supermarkt man kaufen soll, echte Überforderung. Entscheiden Sie sich für eine Sache, probieren Sie sie aus und stehen Sie zu Ihrer Entscheidung. Wenn es nichts war, entscheiden Sie beim nächsten Mal anders. Aber entscheiden Sie! Gehen Sie aus dem Denken ins Handeln, das gibt Energie!
Merke: Den meisten Stress erzeugen Entscheidungen, die noch getroffen werden müssen.

☆ ACHTUNG!

Auch Unterforderung kann schlapp machen! Wenn Sie unterfordert sind, suchen Sie sich neue Aufgaben, in die Sie nach und nach hineinwachsen können.

MAGNESIUM

DAS SALZ DER INNEREN RUHE

Wenn's am Auge oder in den Beinen zuckt, fehlt wahrscheinlich Magnesium. Vor allem Menschen mit viel Stress brauchen viel von diesem Nervenmineral.

Magnesium ist lebenswichtig, denn es aktiviert etwa 300 Enzyme im menschlichen Körper. Ohne Magnesium könnten zahlreiche Reaktionen, zum Beispiel im Kohlenhydrat-, Eiweiß- und Fettstoffwechsel, nicht mit der notwendigen Geschwindigkeit ablaufen. Eine besonders wichtige Rolle spielt Magnesium bei der Erregungsübertragung von den Nerven auf die Muskeln und bei der Muskelkontraktion. Durch seine Ökonomisierung der Pumpfunktion des Herzens wirkt es im Herz-Kreislauf-System u. a. auch quasi als Stressabschirmung. Magnesium ist der Gegenspieler des Kalziums, es blockiert dessen Eintritt in die Gefäß- und Herzmuskelzellen. Ein Magnesiummangel begünstigt die Bildung von Plaques (Ablagerungen) an den Gefäßwänden und damit Arteriosklerose. Eine ausreichende Magnesiumversorgung kann somit auch Herz-Kreislauf-Erkrankungen vorbeugen. Auch Knochen und Zähne benötigen Magnesium.

Zu viel Magnesium über die Nahrung aufzunehmen, ist kaum möglich. Ein Magnesiummangel dagegen kann z. B. bei erhöhtem Bedarf wie in der Schwangerschaft, bei Stress oder bei starken Wasserverlusten (starkes Schwitzen, Erbrechen, Durchfälle etc.) auftreten. Auch alkoholische Getränke schwemmen Magnesium aus dem Körper, vor allem Bier in größeren Mengen hat diesen Effekt. Also Obacht, liebe Oktoberfestfans: Magnesiumhaushalt im Auge behalten, und ruhig prophylaktisch eine Magnesium-Brausetablette auflösen und trinken! Magnesiummangel äußert sich u. a. in Form von Muskelkrämpfen, Kribbeln oder Taubheitsgefühlen in Armen und Beinen oder auch Herzbeschwerden. Hilft eine entsprechende magnesiumreiche Ernährung nicht weiter, kann auf Magnesiumpräparate zurückgegriffen werden. Höhe und Dauer der Dosierung sollten am besten mit einem Arzt oder Apotheker besprochen werden. Magnesiumreiche Lebensmittel sind Kürbis- und Sonnenblumenkerne, Weizenkeime- und Weizenkleie, Sojabohnen, Hirse, magnesiumhaltiges Mineralwasser, Avocados und brauner Reis.

TIPP

Sobald irgendwas im Körper verkrampft, probieren Sie's mit Magnesium zu lösen – seien es Kopfschmerzen, Muskelzucken oder Verstopfung.

ERST HEISS, DANN KALT!

Erst Schwitzen und dann Kühlen – Saunabesuche sind effektives Training fürs Immunsystem und sie sorgen nachhaltig für Entspannung.

Regelmäßig in die Sauna zu gehen trainiert das Immunsystem, regt den Kreislauf an und fördert die Gesundheit. Die Abwechslung aus Wärme, Schwitzen und Aufheizen auf der einen und Abkühlung durch Frischluft, kalte Duschen und Eisbäder auf der anderen Seite führt nicht nur kurzfristig zu einem angenehmen Wohlgefühl, sondern hat viele gesundheitsförderliche Effekte.

Erhöhter Blutdruck wird beispielsweise langfristig gesenkt, das Herz-Kreislauf-System stabilisiert und die Gefäße werden erweitert und die Gefäßwände elastischer. Sie können die Effekte noch optimieren durch Aufgüsse (Kräuter- oder Fruchtessenzen, nicht Alkohol!) und Einreiben der Haut mit Honig oder Eis.
Nur für wenige Menschen eignet sich der Saunabesuch nicht, beispielsweise für Frauen mit Risikoschwangerschaften oder Menschen mit sehr hohem Blutdruck oder nach einem Herzinfarkt.

TIPP

Gehen Sie regelmäßig in die Sauna – vor allem im Herbst und Winter, um Ihr Immunsystem optimal zu stärken. Achten Sie beim Saunabesuch auf eine hohe Flüssigkeitszufuhr, am besten durch Wasser und Saftschorlen, möglichst nicht durch Alkohol. Gönnen Sie sich nach jedem Saunagang eine Ruhepause von mindestens 15 Minuten. Das entspannt! Je nach Verträglichkeit können Sie sich für heißere oder mildere Saunen mit mehr (Dampfbad) oder weniger (finnische Sauna) hoher Luftfeuchtigkeit entscheiden.

GELASSENHEIT KOMMT VON „LASSEN“

☆ LASSEN SIE ÖFTER MAL LOS!

☆ **Gelassenheit ist eine Lebenseinstellung!**

☆ Lassen Sie los, wenn etwas nicht mehr funktioniert.

☆ Lassen Sie Dampf ab, wenn es notwendig ist.

☆ Lassen Sie es sein, sich über Dinge und Menschen aufzuregen, die Sie nicht ändern können.

☆ Belassen Sie es dabei, wenn eine Sache erledigt ist, und machen Sie sich keine weiteren Gedanken darüber.

☆ Lassen Sie andere Menschen in Ruhe ihre Angelegenheiten erledigen, sie werden schon wissen, warum sie tun, was sie tun.

☆ Lassen Sie den Fernseher aus und verzichten Sie auf schlechte Nachrichten, Gewalt und dummes Gerede.

DAS MACH ICH HEUT MIT LINKS

Raus aus der Routine – das ist ein Motto, mit dem Sie lange jung und fit bleiben.

Haben Sie sich als Rechtshänder schon mal die Zähne mit der linken Hand geputzt? Oder als Linkshänder versucht, mit rechts zu schreiben? Möglicherweise ist Ihnen das schwergefallen, die meisten Menschen können es gar nicht. Der gelegentliche Handwechsel ist jedoch eine sehr gute Methode, um die Koordinationsfähigkeit und den „Denkmuskel“ zu trainieren. Ähnlich gut als Training wirken Über-Kreuz-Übungen, bei denen Sie mit der rechten Hand etwas anderes tun als mit der linken. Beispielsweise die rechte klopft auf den Tisch, während die linke eine Kreisbewegung durchführt.

Es gibt noch viele weitere Möglichkeiten, die eingefahrenen Wege und Gewohnheiten zu verlassen. Nehmen Sie morgens mal einen anderen Weg ins Büro, auch das Lernen eines neuen Instrumentes oder einer neuen Sportart bringt Hirn und Körper wieder auf Touren. Dazu ist es nie zu spät.

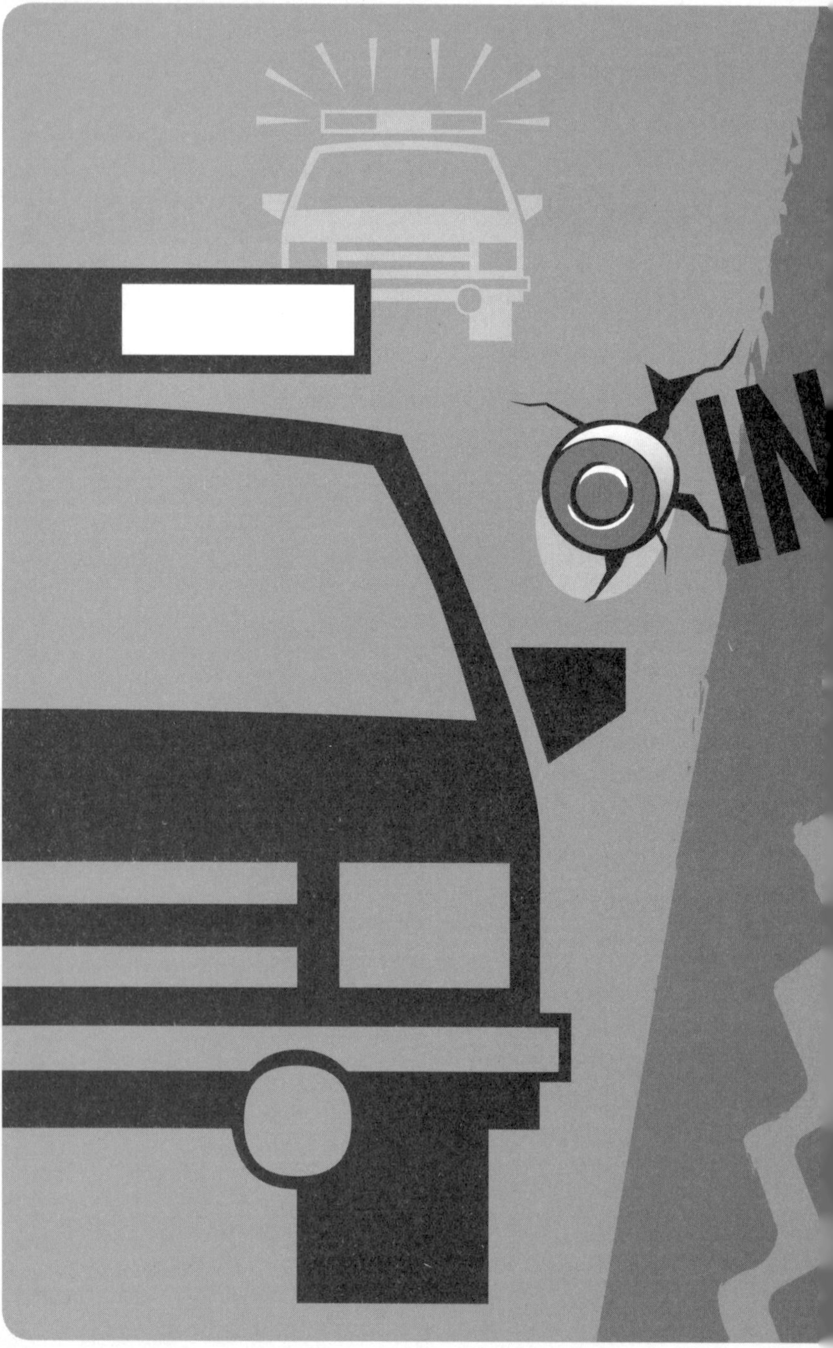
IN

DIE GÄNGE KOMMEN

HEUTE SCHON BEIM JOGGEN GEWESEN? NEIN? MACHT NIX. ABER DEN AUFZUG VERMIEDEN UND DIE TREPPE GENOMMEN? AUCH NICHT. VERDAMMT, SO WIRD DAS NICHTS! JEDER WEISS ES EIGENTLICH: OHNE BEWEGUNG LÄUFT NICHTS. AUCH DAS GEHIRN BRAUCHT ANREIZE JENSEITS DES INTELLEKTS. SIE MÜSSEN KEINE SPORTSKANONE SEIN, ABER EIN BISSCHEN BEWEGUNG WIRD IHR LEBEN DAUERHAFT VERLÄNGERN. GARANTIERT!

ES IST EGAL, WAS SIE TUN, HAUPTSACHE, SIE BEWEGEN SICH ÜBERHAUPT

„Die Summe aller positiven Effekte der körperlichen Aktivität verzögert nachweislich die biologische Alterung. Kein anderes Verfahren, keine Medikamente oder Heilweisen haben eine annähernd vergleichbare Verzögerung der Alterung aufzeigen können."

Prof. Herbert Löllgen
(Sportmediziner)

EVIDENCE

Regelmäßige moderate Bewegung ist eines der am leichtesten umsetzbaren Mittel für Gesundheit und ein langes Leben. Doch mit dem Wort Bewegung verbinden viele Menschen schweißtreibende Anstrengungen mit anschließendem Muskelkater für die nächsten Tage.

Allein der Gedanke daran veranlasst gerade Sportmuffel dazu, es lieber gleich sein zu lassen. Doch das ist gar nicht notwendig. Gerade wer untrainiert ist, sollte langsam beginnen und sich nicht überfordern.

Es geht nicht um sportliche Höchstleistungen, sondern um regelmäßige, moderate Bewegung, die fit macht und Freude bereitet. Bewegung, die sich sowohl auf die Gewichtsregulation als auch auf das körperliche und seelische Wohlbefinden positiv auswirkt. Kriterien wie Körperfettanteil, Blutdruck, Blutzuckerspiegel und Ausdauerleistungsfähigkeit spielen hier die entscheidende Rolle. Diese werden sich automatisch verbessern, wenn Sie mehr Aktivität in Ihr Leben bringen.

TIPP

Machen Sie einfach irgendwas, aber machen Sie's! Das kann schnelles Spazierengehen sein, Radfahren, Schwimmen, Golfen, Aerobic, Skifahren, Kurse im Fitness-Studio oder etwas ganz anderes. Tun Sie das, was Ihnen Spaß macht. Den optimalen Effekt für das Herz-Kreislauf-System haben Sie bei einer mittleren Intensität mit einem Puls von ca. 100 bis 130. Wenn Sie leicht ins Schwitzen kommen, ist es optimal. Und denken Sie immer dran: Jede Bewegung ist besser als keine!

MIT SPORT HAT DAS NIX ZU TUN

Für Bewegung braucht es weder ein Fitness-Studio, noch ausgefallene Gerätschaften oder teure Sportklamotten: es genügt der ganz normale Alltag.

Es muss nicht immer das aufwändige Fitnessprogramm sein. Bewegung ist immer und überall möglich: Beim Telefonieren, im Haushalt, am Arbeitsplatz, unterwegs. Mit kontrollierten Bewegungen im Alltag können Sie Ihren Energieverbrauch erhöhen, die Muskeln kräftigen, die Ausdauer steigern und den Stoffwechsel ankurbeln. In der letzen Zeit gab es sogar einige Studien, die den „unbewussten" Aktivitätslevel im Alltag untersucht haben. Dort wurde festgestellt, dass sich schlanke Menschen im Durchschnitt ca. 2 Stunden länger bewegen als Übergewichtige und dass sie damit ca. 250 bis 300 kcal am Tag mehr verbrauchen.

Ganz praktisch: Räumen Sie endlich mal wieder den Keller auf. Bringen Sie Ihre Wohnung auf Vordermann. Lassen Sie das Auto stehen und gehen Sie zu Fuß. Besorgen Sie sich einen flexiblen Bürostuhl, auf dem Sie hin und her wackeln können. Das stärkt gleichzeitig die Rückenmuskulatur und beugt Rückenschmerzen vor. Nehmen Sie Treppe statt Rolltreppe oder Lift und das Rad statt den Bus. Das Motto lautet: „Bewegen Sie sich – egal wo Sie sind!" Sie können sich gar nicht zu viel bewegen – jede Bewegung trainiert, hält gesund und elastisch, fördert das Wohlbefinden und macht leistungsfähiger.

NO WAY

TIPP

Bingen Sie Bewegung in Ihren Alltag – durch viele kleine Bewegungen den ganzen Tag über. Besorgen Sie sich einen Schrittzähler und lassen Sie sich selber überraschen, wie motiviert Sie sind, mehr Schritte zu gehen, wenn Sie eine Kontrolle haben.

NEHMEN SIE DEN INNEREN SCHWEINHUND AN DIE LEINE!

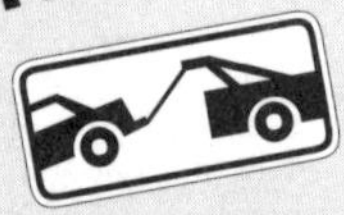

Das größte Problem bei sportlicher Aktivität ist für viele Menschen die Motivation. Der Innere Schweinehund mag es bequem und setzt alles daran, jegliche Aktivität zu vermeiden.

☆ DIE GUTE NACHRICHT

Es gibt Möglichkeiten, die inneren Hindernisse zu überwinden. Bewegung beginnt im Kopf. Der erste Schritt ist, sich bewusst zu machen, wo genau der Widerstand liegt und was für eine Absicht dahinterliegt. Es ist beispielsweise nicht jedermanns Sache, morgens vor dem Frühstück zum Joggen zu gehen, weil dann möglicherweise der Kreislauf einfach noch nicht fit genug ist und es dem Körper gar nicht guttun würde. Finden Sie Alternativen, indem Sie entweder am Abend laufen gehen oder morgens lieber walken oder flott spazieren gehen.

Sport ist bei vielen Menschen mit negativen Emotionen behaftet, die meist aus der Kindheit stammen, beispielsweise aus unangenehmen Erfahrungen im Schulsport. Es ist wichtig, das zu erkennen, loszulassen und Bewegung mit positiven Gefühlen zu verknüpfen.

Freuen Sie sich schon vor Ihrer Bewegungseinheit auf das gute Gefühl hinterher. Visualisieren Sie vorher, wie viel Spaß Ihnen die Bewegung macht. Stellen Sie sich immer wieder vor, wie gut der Sport Ihnen tut. Motivieren Sie sich mit Musik und wenn Sie draußen unterwegs sind, genießen Sie die Natur mit allen Sinnen. Und suchen Sie sich aktive Mitstreiter: mit einem Freund, einer Freundin oder einer Gruppe Gleichgesinnter macht es doppelt Spaß.

Und bedenken Sie Folgendes: bis sich der Körper an Bewegung wirklich gewöhnt hat, dauert es einige Wochen bis Monate. Es ist daher vor allem am Anfang wichtig, einfach weiterzumachen und auch mal aktiv gegen die Unlust anzukämpfen. Nach einiger Zeit wird es Ihnen genau umgekehrt gehen und Sie werden das Bedürfnis haben, sich regelmäßig zu bewegen.

TIPP

Fangen Sie an und bleiben Sie dabei. Verbinden Sie Bewegung mit positiven Emotionen, dann wird es immer leichter.

MUSKELN FÜRS GEHIRN

Bewegung hilft nicht nur die körperliche, sondern auch die geistige Fitness zu erhalten.

Laut Studien scheint Ausdauertraining nicht nur Herz-Kreislauf-Erkrankungen vorzubeugen, sondern auch das alternde Gehirn vor größerem Substanzverlust zu bewahren. Demnach bremst Fitness den zerebralen Gewebsverlust im Gehirn und kann auch vor Demenz schützen. Botenstoffe im Gehirn werden besser ausgetauscht, was damit auch der so genannten Altersdemenz (altersbedingter Abbau der Leistungsfähigkeit des Gehirns) entgegenwirkt.

Also, nicht nur das Lösen von Kreuzworträtseln oder ähnlichem „Brainfood" hält Ihr Gehirn auf Trab – auch regelmäßiges Ausdauertraining tut was für die Birne. Jetzt haben Sie noch einen Grund mehr, aktiv zu sein.

TIPP

Suchen Sie sich eine Sportart, die Ihnen Spaß macht, und legen Sie los – am besten dreimal die Woche für mindestens 30 Minuten.

AUSDAUERTRAINING:

KLINGT ANSTRENGEND, IST ES ABER NICHT

Regelmäßiges Ausdauertraining aktiviert den Stoffwechsel und wirkt präventiv vor allem gegen Herz-Kreislauf-Erkrankungen.

Durch regelmäßige moderate Bewegung verbessert sich die Fließeigenschaft des Bluts, das Herz arbeitet ökonomischer und der Blutdruck sinkt. Darüber hinaus wird die Regulation des Hormonhaushaltes unterstützt, Insulin- und Blutzuckerspiegel nehmen ab und die Sauerstoffaufnahme verbessert sich. Übergewicht wird reduziert.

Gerade Ausdauertraining sollte regelmäßig stattfinden. Aber was heißt eigentlich regelmäßig? Nun, in diesem Fall lautet die Empfehlung: zwei- bis dreimal mal die Woche für mindestens 30 Minuten, je nach Gesundheitszustand und Ziel nach oben offen, versteht sich.

Optimal für Herz-Kreislauf und Stoffwechsel sind rhythmische Sportarten, die viele Muskelgruppen beanspruchen wie z. B. Walking, Nordic Walking, Joggen, Radfahren oder auch Wassergymnastik. Hierbei gilt es, sich nicht zu verausgaben, sondern sich langsam an die Bewegung zu gewöhnen und mit einer mittelhohen Belastung zu trainieren – also so, dass Sie sich dabei noch unterhalten könnten. Das bringt den Fettstoffwechsel in Schwung, pustet die Lungen durch und entspannt. Ausdauerbewegung an der frischen Luft versorgt den Körper mit viel Sauerstoff und Sie sind danach topfit.
Viele Menschen haben beim Laufen die besten Ideen, weil Körper und Gehirn so richtig „durchgelüftet" werden. Ist doch toll: Sie machen Sport, um das Gehirn abzuschalten, und es produziert Ideen ohne den Ballast des Alltags.

☆ ÜBRIGENS ...

Eine aktuelle Untersuchung hat gezeigt, dass bereits wenige Minuten intensives Ausdauertraining alle zwei bis drei Tage ausreichen, um im Körper erste messbare Verbesserungen zu bewirken.

☆ ES LOHNT SICH ALSO IMMER ZU BEGINNEN!

WICHTIG!

Besorgen Sie sich für jeden Sport das richtige Schuhwerk – die alten Tennisschuhe sind nicht besonders gut für Ihre Walking- oder Joggingerlebnisse geeignet. Und beginnen Sie Ihr Training langsam, damit sich Ihr Herzschlag gleichmäßig erhöht und sich Ihre hauptsächlich benötigten Muskeln erwärmen können. Das gilt im Umkehrschluss auch für die Abkühlungsphase nach dem Training. Springen Sie nicht sofort vom Laufband in die Dusche, sondern gehen Sie noch für ein paar Minuten ruhig weiter, um Ihre Körpertemperatur zu senken und damit sich das Blut in Ihrem Körper wieder gleichmäßig verteilen kann. Sie beugen somit möglichem Schwindel und Übelkeit vor.

TIPP

Finden Sie eine Ausdauersportart, die Sie wirklich mögen, und führen Sie diese regelmäßig aus. Gegen „Verschiebe-ritis" und den inneren Schweinehund: Verabreden Sie sich mit anderen zum Training – diese Termine sagt man eher ungern ab und generell geht es gemeinsam einfach leichter.

HILFE, MEINE MUCKIS SCHRUMPFEN!

Mit zunehmendem Alter sinkt der Muskelmassenanteil im Körper und damit auch der Grundumsatz. Gleichzeitig steigt der Körperfettanteil – Übergewicht ist dadurch bei vielen Menschen fast schon vorprogrammiert.

Haben Sie sich schon mal gefragt: „Wo befindet sich eigentlich der Trapezmuskel und wofür brauche ich den überhaupt?" Wahrscheinlich eher nicht, ist auch nicht weiter schlimm. Was Sie allerdings wissen sollten, ist, dass schon ab dem 30. Lebensjahr Ihr Körper stetig Muskulatur abbaut – langsam und unbemerkt. Wer sich dann nicht regelmäßig bewegt und zusätzlich gezielt seine Muskeln trainiert, hat schlechte Karten. Der Grundumsatz (der Energieverbrauch des Körpers in Ruhe z. B. für Atmung und Herzschlag) steht in direktem Zusammenhang mit der Muskelmasse. Schwindet diese, sinkt auch der Grundumsatz, das bedeutet bei gleichem Essverhalten Gewichtszunahme.

Wenn Sie nicht in ein Fitness-Studio gehen mögen, können Sie auch zu Hause Kräftigungsübungen durchführen – beispielsweise mit einem Gymnastikball, Hanteln, einem Theraband oder dem eigenen Körpergewicht. Sehr wirkungsvoll sind auch so genannte Vibrationsplatten, z. B. von Powerplate, mit denen Sie in kürzester Zeit einen hohen Trainingseffekt erzielen können, und die es mittlerweile in immer mehr Studios gibt. Diese eignen sich vor allem für Menschen, die wenig Zeit haben und besonders effektiv trainieren möchten.

Sowohl Muskelkraft als auch Koordination sind laut Studien auch in höherem Alter noch sehr erfolgreich trainierbar. Wichtig ist lediglich, langsam zu beginnen und sich nicht zu überfordern, denn das bringt höchstens Muskelkater.

☆ ÜBRIGENS …

Der Trapezmuskel ist die ziemlich große Muskelschicht, die Ihre hinteren Nackenmuskeln bedeckt, den Bereich zwischen Ihren Schulterblättern, und er reicht bis zur Rückenmitte. Sie benützen Ihn beispielsweise beim Schultern zucken, wenn Sie „keine Ahnung" sagen.

TIPP

Trainieren Sie Ihre Muskeln – idealerweise zweimal die Woche à 20 Minuten – Sie machen damit einen wichtigen Schritt in Richtung Gesundheit und Vitalität.

MÜSSEN MUSKELN CLEVER SEIN? KOORDINATIONSTRAINING HILFT DABEI

Neben dem Kraft- und Ausdauertraining ist das Koordinationstraining ein wichtiger Bereich, der entscheidend dazu beiträgt, Bewegungen ökonomisch auszuführen und Verletzungen und Fehlbelastungen vorzubeugen.

Jede noch so kleine Bewegung, die Sie in Ihrem Alltag ausführen, ist auf das harmonische Zusammenspiel von Ihren Muskeln und Nerven angewiesen. Das bedeutet, dass Ihre Muskeln nicht nur kräftig, sondern auch zum gewünschten Zeitpunkt das Richtige tun sollten. Denn diese stabilisieren effektiv Ihren Körper und Ihre Bewegungen werden sicher und kontrolliert ausgeführt, Verletzungen wird vorgebeugt.
Dieses reibungslose „Hand in Hand gehen" von Nerven und Muskulatur sollten Sie, egal in welchem Alter Sie sind, regelmäßig in Ihren Alltag oder in Ihr Training einbauen. Versuchen Sie einfach mal, sich die Zähne mit der anderen Hand zu putzen, und wenn das gut klappt, stellen Sie sich noch auf ein Bein. Oder walken Sie mal ein kurzes

Stück rückwärts, auf gerader Strecke natürlich oder im Aerobicraum. Sehr gut für die Koordination eignet sich auch Tanzen. Wann haben Sie das letzte Mal Ihr Tanzbein geschwungen oder einen Tanzkurs mitgemacht?
Eine aktuelle Untersuchung hat klar gezeigt, dass regelmäßige körperliche Aktivität mit einem geringeren Demenzrisiko einhergeht und daher auch für ältere Menschen sehr wichtig ist.
Für Gleichgewichtsübungen gibt es mittlerweile auch spezielle Trainingsgeräte wie Balanceboards oder Wackelbretter. Diese sind durch Erhebungen an der Unterseite instabil und Ziel ist es, darauf stehend zu versuchen, das Gleichgewicht zu halten, ohne dass man in eine Richtung kippt und mit einem Ende den Boden berührt. Durch verschiedene Wipp- und Drehbewegungen, auch mit geschlossenen Augen, kann dann der Schwierigkeitsgrad noch erhöht werden. Macht sehr viel Spaß, schult die eigene Körperwahrnehmung und kann überall eingesetzt werden.

TIPP

Trainieren Sie nicht nur Kraft und Ausdauer, sondern auch Ihre Koordinationsfähigkeit – regelmäßig, im Alltag oder beim Sport. Das stabilisiert den Körper, macht Bewegungen sicherer und verringert das Demenzrisiko.

GEHT´S DENN NOCH? BLEIBEN SIE GESCHMEIDIG!

Dehnen sollte ein Bestandteil jedes Bewegungsprogramms sein, denn es hält die Gelenke geschmeidig und den Körper beweglich.

Sind wir doch mal ganz offen – das Dehnen zählt bei den meisten Leuten nicht zu den Highlights im Trainingsprogramm, denn es verbrennt nur wenig Kalorien, stählt keine Muskeln und kostet Zeit. Oft wird dann nur schnell die Ferse Richtung Oberschenkel und Gesäß gerissen, einmal die Arme zur Decke gestreckt – fertig.
Die Zeiten, wo man problemlos mit den Fingern bei durchgestreckten Knien den Boden berühren konnte, sind oft lange her. Denn je älter man wird, umso mehr lässt die Beweglichkeit nach. Die Sehnen, die die Knochen mit den Muskeln verbinden, verkürzen sich stetig und auch die Haltung wird immer schlechter, wenn man nichts dagegen tut.

Daher ist „Action" angesagt: Ein paar Minuten Stretching sind eine wichtige Investition in Ihre Gesundheit, denn es hält die Gelenke geschmeidig und den Körper beweglich. Regelmäßiges Dehnen kann sich auch positiv auf Verspannungen auswirken.

Die Meinungen, wie lange, ob vor oder nach dem Training man sich dehnen sollte, mögen immer wieder auseinandergehen. Merken Sie sich einfach, dass Sie sich zunächst immer ein paar Minuten aufwärmen sollten, wenn Sie sich vor dem Training dehnen wollen, um Verletzungen zu vermeiden. Und wenn Sie sich nach Ihrem Trainingsprogramm dehnen möchten, dann geben Sie sich erst etwas Zeit, bis Ihr Puls wieder einigermaßen normal schlägt.

Fühlen Sie sich dann langsam in die Dehnposition hinein und gehen Sie niemals so weit, dass Sie dabei richtige Schmerzen empfinden, es sollte nur leicht ziehen. Halten Sie die jeweilige Position für ca. 15 Sekunden und vergessen Sie dabei das Atmen nicht.

TIPP

Wann immer Sie Sport machen –
denken Sie auch ans Dehnen!

LANGSTRECKENFLÜGE HABEN ES IN SICH

Jetlag ist ein wesentliches Problem bei langen Reisen. Vor allem Menschen, die ständig in der Welt unterwegs sind, sollten sich in der Luft so gut wie möglich entspannen und versuchen, Zeitzonenwechsel optimal zu kompensieren.

Das wichtigste für Flugreisende: viel trinken. In der klimatisierten Luft trocknet der Mensch schnell aus, ohne es zu merken. Trinken Sie vor allem viel Wasser und als Abwechslung Fruchtsaft oder den berühmten Tomatensaft. Alkoholische Getränke sind wenig geeignet, da sie Wasser und Mineralien aus dem Körper schwemmen. Versuchen Sie sich zwischendurch möglichst auch zu bewegen, um Thrombosen vorzubeugen. Kleine gymnastische Übungen am Platz für die Beine helfen, kurzes Vertreten im Gang ebenfalls. Gegen Thrombosen helfen auch Stützstrümpfe bis unters Knie oder Heparin-Injektionen.

Wer im Flugzeug schlafen kann, ist klar im Vorteil. Wenn Ihnen das schwerfällt, können Sie nachhelfen: Mit natürlichen schlaffördernden Substanzen wie beispielsweise Baldrian. Melatonin ist ebenfalls ein effektives Hilfsmittel für Jetlag-Symptome. Das Schlafhormon kann gezielt eingesetzt werden, um den Einschlafzeitpunkt zu verschieben. Es ist in der Apotheke erhältlich und sollte etwa eine Stunde vor dem gewünschten Schlafzeitpunkt eingenommen werden.

Die Dosierung sollte bei 3 – 6 mg liegen, lassen Sie sich hierzu beraten. Eine Vorstufe von Melatonin ist Tryptophan, das Sie ebenfalls zur Entspannung einnehmen können. Hier sind Dosierungen von 500 – 1000 mg zu empfehlen. Übrigens können Sie auch übers Essen Ihren Schlaf-Wach-Rhythmus steuern: Kohlenhydrate machen müde, Protein macht wach. Bedenken Sie das beim Essen in der Luft.

TIPP

Achten Sie auch in 10.000 m Höhe auf Ihre Gesundheit, vor allem wenn Sie häufig fliegen! Mit viel Flüssigkeit, Bewegung und eventuell Einschlafhilfen im Flieger.

„HARTER KNOCHEN!“

Regelmäßige Bewegung beansprucht auch den Knochen und unterstützt den Erhalt der Knochendichte.

Ebenso wie die Muskelmasse, nimmt auch die Knochendichte mit zunehmendem Alter langsam ab. Wenn Knochen dann über lange Zeit nicht beansprucht werden, werden sie schwach und können leichter brechen. Diesen zunächst schleichenden Prozess können Sie jedoch verlangsamen und somit Osteoporose und Verletzungen vorbeugen – und zwar durch Bewegung.

Knochen sind nicht starr und unveränderbar, sondern das Knochengewebe unterliegt einem permanenten Stoffwechsel, der durch Bewegung gefordert werden kann. Vor allem Krafttraining stärkt Ihre Knochen, denn die auftretenden Belastungen mit Zug- und Druckkräften fördern den Zuwachs des Knochenmineralgehalts und so eine Zunahme der Knochendichte. Durch die Anspannung des Muskels ziehen die Sehnen am Knochen, an dem sie befestigt sind. Dieser muss sich dem Zug anpassen und kräftiger werden. Darüber hinaus wird auch die Verbindung zwischen Knochen und Sehne dicker und belastbarer.

Bei der optimalen Festigung des Knochens spielt auch die Ernährung eine wichtige Rolle. Kalzium und Vitamin D sind die wichtigsten „Knochenbaumeister“ und sollten vor allem in der Kinder- und Jugendzeit in ausreichender Menge aufgenommen werden, beispielsweise durch Milchprodukte. Für ältere Menschen machen auch Nahrungsergänzungen Sinn. Studien haben beispielsweise gezeigt, dass eine Supplementierung mit Vitamin D das Risiko, im Alter Knochenbrüche zu erleiden, massiv verringert.

Starke Muskeln und starke Knochen gehen also Hand in Hand, und somit haben Sie noch einen weiteren Grund, einem regelmäßigen Krafttraining nachzukommen. Aber auch Ausdauersportarten, die Knochen und Muskeln entsprechend fordern, wie z. B. Tennis, Joggen oder Basketball, sind laut einer Studie der Universität Cambridge in diesem Zusammenhang zu empfehlen.

TIPP

Tun Sie was für Ihre Knochen: Holen Sie Ihre alten Hanteln und Tennisschläger unter dem Bett hervor oder machen Sie der „Karteileichen-Ära“ in Ihrem Fitness-Studio ein Ende.

MIKROSPORTPROGRAMM FÜR LEUTE MIT NULL BOCK

Geben Sie Ihrem inneren Schweinehund keine Chance: Auch wenn Sie noch nicht wirklich Sport treiben wollen – fangen Sie doch einfach trotzdem schon mal an.

Ein Mikrosportprogramm ist dadurch gekennzeichnet, dass es noch kein richtiger Sport ist, sondern nur der Einstieg dazu. Eine geniale Methode, um sich langsam an mehr Bewegung zu gewöhnen und seinen inneren Schweinehund zu überlisten.
Wenn Sie endlich wieder laufen gehen wollen, sich aber noch nicht so richtig motivieren können, ziehen Sie doch einfach schon mal Ihre Sportklamotten an, binden sich die Schuhe und gehen Sie eine Runde um den Block.

Das reicht schon, mehr braucht es für den Anfang gar nicht zu sein. Hauptsache, Sie haben mal angefangen. Machen Sie das mehrmals hintereinander. Irgendwann werden Sie garantiert sagen: „Also wenn ich mich schon umgezogen habe, dann kann ich mich auch richtig bewegen." Probieren Sie's aus, funktioniert garantiert.

☆ ANDERE MÖGLICHKEITEN

Sportklamotten anziehen und auf die Gymnastikmatte setzen. Eine Zeit lang dort sitzen bleiben und dann wieder aufstehen und umziehen. Irgendwann ist Ihnen das zu blöd und Sie machen dann tatsächlich Gymnastik. Und irgendwann werden Sie womöglich vor dem Umziehen Ihre Gymnastik machen.

TIPP

Fangen Sie an. Egal wie. Und wenn es nur ganz wenig ist. Der Anfang ist das Wichtigste.

ROSTSCHUTZMITTEL FÜRS IMMUNSYSTEM

Das beste Immunsystem ist eines, das ständig gefordert ist und nicht „einrostet". Es gibt viele Möglichkeiten, das Immunsystem zu trainieren. Auch Erkältungen und Infekte trainieren das Immunsystem.

Halsschmerzen, Schnupfen, Kopf- und Gliederschmerzen können sehr lästig und unangenehm sein. Durchschnittlich zwei- bis dreimal im Jahr erwischt es einen Erwachsenen, Kinder noch häufiger, und mit Vorliebe im Frühjahr oder Herbst. Sehen Sie's positiv: Jede Erkältung ist letztlich ein Training des Immunsystems. Es ist nicht notwendig und in den meisten Fällen auch gar nicht sinnvoll, hier sofort Antibiotika zu nehmen. Grippale Infekte werden durch Viren ausgelöst, die sich schnell im Körper vermehren und vor allem die Schleimhäute befallen. Antibiotika wirken vorwiegend gegen Bakterien und sind daher in erster Linie angezeigt, wenn zu dem viralen Infekt noch eine bakterielle Entzündung hinzukommt. Und selbst dann sollten Sie bedenken, dass diese Medikamente viele Nebenwirkungen haben, die unter anderem auch wieder das Immunsystem schwächen. Wenn es dann doch mal so weit kommt und die Nase läuft, greifen Sie auf nebenwirkungsfreie Hausmittel zurück: Inhalieren, Gurgeln, ätherische Öle, ein heißes Bad mit anschließender Bettruhe, Salbei- und Kamillentee zum Trinken, Lutschbonbons (ohne Zucker!), Vitamin C und Zink zur Stärkung der Abwehr. Es gibt auch in der Apotheke gute pflanzliche Mittel, beispielsweise mit Echinacea-Extrakt, die Sie verwenden können. Denken Sie an die alte Weisheit: Eine Erkältung dauert sieben Tage – mit Arzt oder ohne. Sehen Sie es positiv: Wieder mal was fürs Immunsystem getan.

TIPP

Beugen Sie aktiv vor und trainieren Sie regelmäßig Ihr Immunsystem: Treiben Sie mehrmals die Woche Ausdauersport – am besten im Freien. Gerade im Herbst und Winter leidet der Körper unter Lichtmangel. Gehen Sie regelmäßig nach draußen, auch wenn nicht die Sonne scheint. Nehmen Sie in der Erkältungszeit Vitamine und Mineralstoffe zu sich, in Form von frischem Obst und Gemüse und als Nahrungsergänzung. Empfehlenswert ist die Kombination Zink, Vitamin C und Selen. Gehen Sie regelmäßig in die Sauna oder ins Dampfbad und fordern Sie Ihren Körper mit dem Wechsel von heiß und kalt. Wenn Sie die Sauna nicht gut vertragen, versuchen Sie es doch mal mit Wechselduschen. Abwechselnd heiß und kalt, zum Schluss mit kalt aufhören. Das funktioniert übrigens auch sehr gut mit Arm- oder Fußbädern.

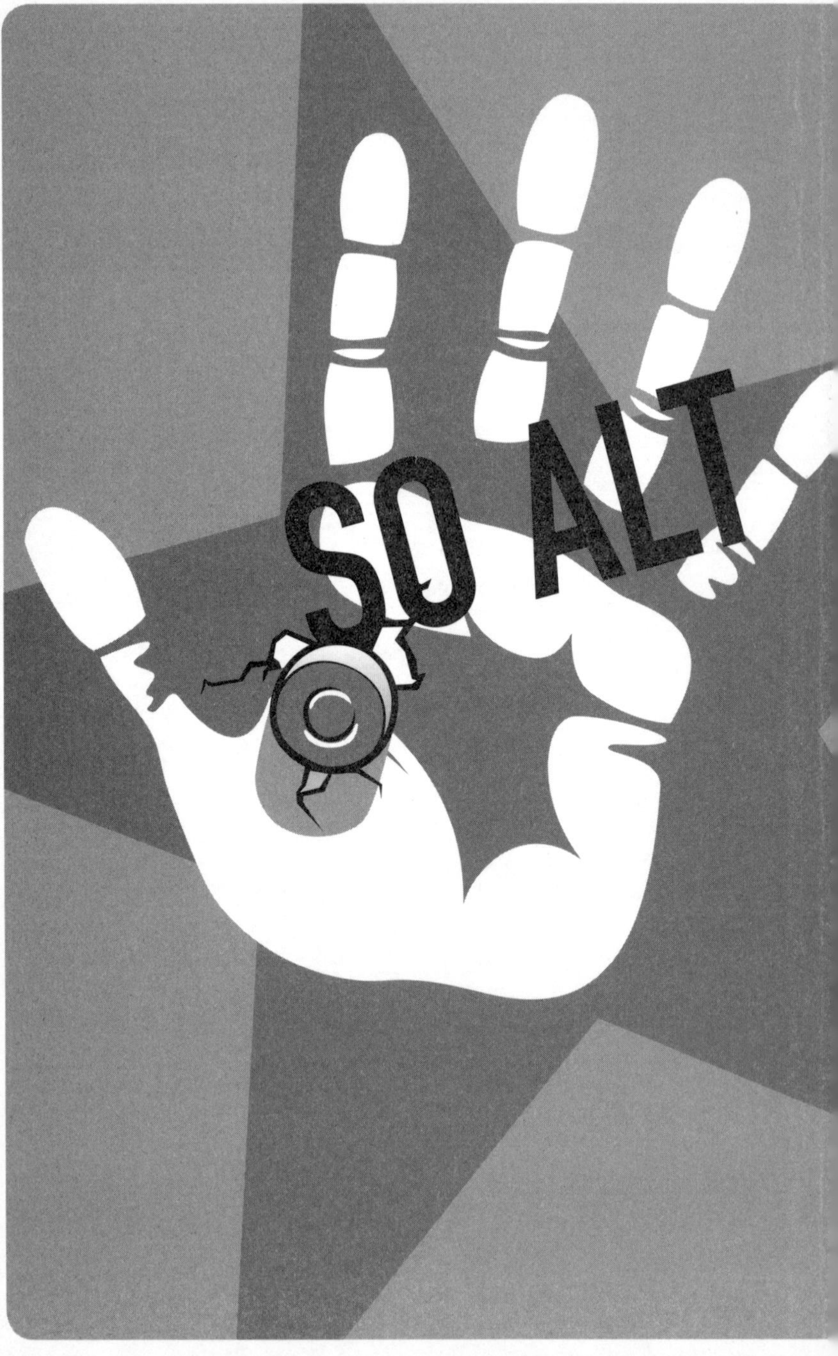
SO ALT

WIE MAN SICH FÜHLT

DAS PROBLEM MIT DEM ÄLTERWERDEN IST – NAJA – DAS ÄLTERWERDEN. ES GEHT NICHT MEHR ALLES SO WIE IN JUNGEN JAHREN, DER GANG WIRD ECKIG, WIR VERGESSEN SCHON MAL DEN SCHLÜSSELBUND IRGENDWO UND EINE GRIPPE STECKEN WIR AUCH NICHT MEHR MIT LINKS WEG. ABER KÄMPFEN SIE! UND ZWAR NICHT MIT TEUREN ANTIFALTEN-CREMES, SONDERN MIT EINER POSITIVEN LEBENSEINSTELLUNG, MIT EINEM AUSGEGLICHENEN VITAMINHAUSHALT UND MACHEN SIE SICH SCHLAU, WAS IHRE HORMONE SO TREIBEN.

JUNGER GEIST IN ALTEN SCHLÄUCHEN

Fordern Sie Ihren Denkapparat bis ins hohe Alter und stellen Sie sich immer wieder neuen Herausforderungen. Ein flexibler Geist bleibt länger jung und fit.

Das Gehirn funktioniert im Prinzip wie ein Muskel – je mehr man es fordert und trainiert, desto besser funktioniert es, umso länger bleibt es funktionsfähig und „in Form". Die Hirnzellen können sich immer wieder erneuern und neue Verbindungen bilden, und zwar bis ins hohe Alter. Aber nur, wenn sie auch dazu angehalten werden.

Aktuelle Forschungen zeigen, dass durch regelmäßige Denkübungen auch die Entstehung degenerativer Erkrankungen wie Alzheimer und Demenz verzögert oder gar verhindert werden kann.

KLEINES TESTRÄTSEL

ZAHLENREIHE

100 → 99,5 → 98 → 93,5 → ?

Nehmen Sie sich drei Minuten Zeit. Welche Zahl folgt als nächste? Versuchen Sie zunächst herauszufinden, wie die vorgegebenen Zahlen aus der Reihe zueinander in Beziehung stehen.*

TIPP

Trainieren Sie nicht nur Ihren Körper, sondern auch Ihren Geist. Verbringen Sie weniger Zeit vor dem Fernseher. Passive Berieselung bringt kaum etwas für die Hirntätigkeit. Lösen Sie stattdessen Kreuzworträtsel oder Sudokus, lernen Sie Vokabeln oder finden Sie andere Möglichkeiten, Ihren Geist fit zu halten. In Kombination mit körperlicher Betätigung funktioniert das Hirnzellen-Training besonders gut, z. B. bei Gymnastik. Sehr gut für das Gedächtnis ist auch, neue Sprachen zu lernen. Befassen Sie sich mit Italienisch oder Spanisch und wenden Sie's gleich in Ihrem nächsten Urlaub an.

Lösung: Die nächste Zahl ist 80.
Es wird von der vorhergehenden Zahl immer der dreifache Wert abgezogen:
100 − 0,5 = 99,5   99,5 − 1,5 = 98   98 − 4,5 = 93,5   93,5 − 13,5 = 80

(Aus: Norbert Pautner: Knobeln, Tüfteln, Rätseln. Denksport und IQ-Training. Bassermann Verlag)

MANGO
BIS INS HOHE ALTER TANGO

Ganz im Ernst: Mangos sind wahre Anti-Aging-Wunderfrüchte. Neben dem sehr hohen Anteil an Provitamin A enthalten sie jede Menge weitere Vitamine und Mineralstoffe, unter anderem die Kombination ACE, die antioxidativ wirkt und den Stoffwechsel ankurbelt.

Mangos stammen vor allem aus Indien, wo die größten Anbaugebiete sind. In der indischen Mythologie wurden die orange-gelben Steinfrüchte als „Speise der Götter“ gepriesen. Und es steckt auch tatsächlich einiges mit hohem Gesundheitswert drin: viele Vitamine, Mineralstoffe und ein besonders hoher Anteil an Provitamin A (Karotin) – eine Mango deckt bereits die Hälfte des Tagesbedarfs an Vitamin A. Gleichzeitig enthalten Mangos auch die Vitamine C und E – diese Kombination gehört zu den wirksamsten natürlichen Antioxidantien.

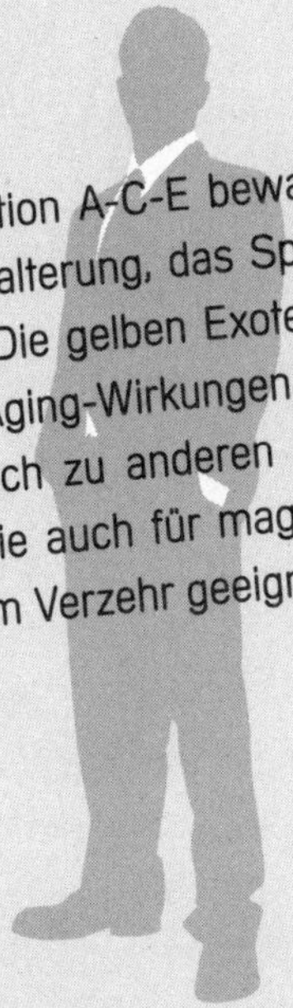

Die Vitaminkombination A-C-E bewahrt beispielsweise vor vorzeitiger Hautalterung, das Spurenelement Selen schützt die Zellen. Die gelben Exoten haben damit besonders viele Anti-Aging-Wirkungen. Gleichzeitig bergen Mangos im Vergleich zu anderen Früchten nur wenig Säuren, so dass sie auch für magenempfindliche Personen sehr gut zum Verzehr geeignet sind.

TIPP

Essen Sie öfter mal frische Mangos. Sie sind das ganze Jahr über erhältlich und eignen sich sehr gut fürs Frühstücksbuffet, für Obstsalate oder einfach pur. Und wenn Sie sich mal ganz was Besonderes gönnen wollen und nicht auf den Cent schauen: am besten sind Flugmangos. Die werden reif geerntet und müssen innerhalb von 48 Stunden verzehrt werden. Wenn Sie es nicht für sinnvoll halten die Mangos dahin fliegen zu lassen, wo Sie sind, fliegen Sie doch einfach dahin, wo die Mangos sind!

ALTERNDE PLAYBOYS WISSEN'S:

JUNG HÄLT JUNG

Menschen, die viel mit Jüngeren zu tun haben, bleiben selber eher jung.

Schon der Börsenguru Andrea Kostolany, der bis zu seinem Tod mit 93 Jahren noch aktiv war, soll gesagt haben, sein Geheimnis für lange Jugend sei es, sich mit vielen jungen Menschen zu umgeben und sich von der Begeisterung der Jungen anstecken zu lassen.
Es ist tatsächlich so: Ältere Menschen, die sich mit jungen umgeben, bleiben länger jung. Die Großeltern, die sich regelmäßig um die Enkel kümmern, die Pensionierten, die sich ehrenamtlich mit Jugendlichen beschäftigen, oder nicht zuletzt die, die eine große Familie haben und sich mit mehreren Generationen arrangieren.

TIPP

Bauen Sie sich einen Freundes- und Bekanntenkreis auf, der auch viele jüngere Menschen beinhaltet. Setzen Sie sich aktiv mit den Meinungen der Jungen auseinander und seien Sie neugierig, was die nächste Generation vom Leben erwartet.

ALTERSBREMSEN HOCH ^{4}

DIE VIER „L“:

LERNEN, LAUFEN, LACHEN UND LIEBEN

Schon nach alter Weisheit sind diese vier Tätigkeiten besonders gut geeignet, die Alterung zu verzögern und ein langes und gesundes Leben zu erhalten.

Hierfür braucht es keine teuren Produkte oder Medikamente, noch nicht mal besonders viel Zeit. Denn das geht alles „nebenbei“.

☆ **LERNEN:** Seien Sie offen und neugierig und lernen Sie jeden Tag etwas Neues: Seien es einige Vokabeln für den nächsten Urlaub, Kreuzworträtsel, eine neue Bewegungsart.

☆ **LAUFEN:** Gehen Sie wieder öfter zu Fuß. Auto stehen lassen, Treppe statt Lift nehmen oder eine U-Bahn Haltestelle früher aussteigen.

☆ **LACHEN:** Nehmen Sie das Leben nicht zu ernst. Umgeben Sie sich mit Menschen, die Ihnen Freude bereiten und gerne mit Ihnen lachen.

☆ **LIEBEN:** Wann haben Sie zuletzt …?

TJA, AUCH MÄNNER WERDEN ALT

ANTI-AGING-TIPPS FÜRS STARKE GESCHLECHT

Männer kümmern sich im Durchschnitt weniger um ihre Gesundheit als Frauen. Doch wenn sie einmal den Dreh bekommen, sind sie oft konsequenter.

Die sieben wichtigsten Anti-Aging-Komponenten für Männer sind:

- ☆ **NORMALES KÖRPERGEWICHT**
- ☆ **REGELMÄSSIGE BEWEGUNG**
- ☆ **NICHT RAUCHEN**

- ☆ **SOLIDE PARTNERBEZIEHUNG**
- ☆ **GUTER UMGANG MIT STRESS**
- ☆ **GUTE (AUS-)BILDUNG**

Dies sind alles Faktoren, die jeder selber beeinflussen kann. Und selbst der Hormonspiegel, z. B. der des Testosterons, lässt sich auf diese Weise beeinflussen. Wer nämlich durch regelmäßiges Training über eine hohe Muskelmasse verfügt, hat üblicherweise auch einen höheren Hormonspiegel – und damit die beste natürliche Altersbremse.

TIPP

Achten Sie auf eine gesunde Lebensführung, stabile Beziehungen und ein vernünftiges Maß an Fitness, damit Sie noch möglichst lange fit bleiben.

ECHT DAS WAHRE

MIT SOJA DURCH DIE WECHSELJAHRE?

Sojaprodukte in allen Varianten enthalten wertvolle Isoflavone, die präventiv gegen Herz-Kreislauf-Erkrankungen und Krebs wirken und vor allem für Frauen in den Wechseljahren günstig sind.

Die typischen Wechseljahresbeschwerden wie Hitzewallungen, Schlaflosigkeit und Depressionen entstehen durch die Umstellung des Hormonhaushaltes der Frau, vor allem durch die nachlassende Produktion des Hormons Östrogen.
Diese Beschwerden sind in Japan so gut wie unbekannt, und das liegt wohl vor allem an dem hohen

Konsum von Sojaprodukten in der japanischen Küche. Soja enthält so genannte Isoflavone, hormonähnliche Pflanzenstoffe, die ähnlich wie Östrogen wirken.
Diese haben auch eine antientzündliche Wirkung und helfen daher, Arteriosklerose und Herz-Kreislauf-Erkrankungen vorzubeugen. Auch das Auftreten von Prostataerkrankungen scheint bei regelmäßiger Zufuhr von Soja-Eiweiß-Produkten vermindert. Vor allem das entzündungsfördernde hs-CRP ist bei regelmäßigem Verzehr von Sojaprodukten verringert.

TIPP

Sofern Sie nicht allergisch darauf reagieren, essen Sie regelmäßig Sojaprodukte wie Tofu oder Soja-Milchersatzprodukte. Sojabohnen gibt es auch zum Knabbern oder gekeimt. Alternativ können Sojapräparate zur Anwendung kommen. Lassen Sie sich hierzu von Ihrem Arzt beraten. Die regelmäßigen Vorsorgeuntersuchungen beim Gynäkologen/Urologen sollten Sie aber deswegen nicht vernachlässigen.

MIT HORMONEN DURCH DIE WECHSELJAHRE?

Das Thema bleibt – auch ohne Soja ... Lange Zeit war es regelrecht Mode, Frauen in den Wechseljahren Hormone zu verabreichen. Untersuchungen der letzten Jahre haben allerdings langfristige Nebenwirkungen gezeigt. Nach Abwägen von Risiko und Nutzen macht diese Therapie dennoch für viele Frauen Sinn.

Schweißausbrüche, Schlafstörungen, kein Spaß mehr am Sex – viele Frauen in den Wechseljahren können ein Lied von diesen Problemen singen. Zwar hilft die Einnahme von Hormonpräparaten recht schnell, jedoch sind viele Ärzte sehr zurückhaltend geworden, nachdem amerikanische Untersuchungen vor wenigen Jahren ein erhöhtes Brustkrebsrisiko durch Einnahme der Präparate gezeigt haben.

Die heutige Meinung der meisten Ärzte ist, dass dieses Risiko weitgehend vermeidbar ist, wenn man die richtigen (meist naturidentischen) Präparate korrekt anwendet, beispielsweise als Salbe, und regelmäßige Kontrolluntersuchungen durchführt.

Ein wichtiger Aspekt in der Diskussion ist, dass sowohl das Risiko bezüglich Herz-Kreislauf-Erkrankungen als auch das Auftreten von Osteoporose und Knochenbrüchen im Alter durch die Hormongaben reduziert werden kann.

TIPP

Lassen Sie sich bei Wechseljahresbeschwerden von einem Spezialisten (meist Gynäkologe) beraten und wägen Sie Vor- und Nachteile einer Hormonersatztherapie ab. Nehmen Sie gegebenenfalls über die Haut wirkende möglichst natürliche Substanzen und beachten Sie die Notwendigkeit regelmäßiger Kontrolluntersuchungen.

„ACH JA, DAS SIND DIE HORMONE ...“

Regelmäßige Bewegung hat einen positiven Einfluss auf den Hormonhaushalt. Die Produktion von Stresshormonen wird gesenkt und der Spiegel an Glückshormonen gesteigert. Wechseljahrsymptome werden gemildert.

Es gibt viele Gründe, die für mehr Bewegung sprechen. Bewegung macht glücklich – denn durch Bewegung steigt der Spiegel an Glückshormonen wie Endorphinen und Serotonin. Es geht einem nach dem Sport einfach besser als vorher, der Stresspegel ist gesunken und ein gewisses Wohlbefinden breitet sich im Körper aus. Schlechte Laune hat keine Chance mehr und man fühlt sich selbstbewusster, denn man hat ja was geleistet.

Darüber hinaus zeigen Studien, dass Bewegung auch die Beschwerden bei Frauen in den Wechseljahren, wie Hitzewallungen, Schlafstörungen und Stimmungsschwankungen, mildern kann. Für Männer interessant: Schlappheit und Muskelschwäche können mit einem Mangel an Testosteron zusammenhängen. Der Testosteronspiegel sinkt natürlicherweise mit zunehmendem Alter, Übergewicht hängt aber auch mit genetischen Faktoren zusammen. Zuviel Stress kann zu einem Absenken des Testosteronspiegels führen. Er sollte im Zweifelsfall vom Arzt gecheckt werden.

TIPP

Wenn Sie sich das nächste Mal lieber verkriechen, eine Tafel Schokolade aus Frust vertilgen oder den Postboten zur Minna machen wollen, laufen Sie erst mal eine Runde oder gehen Sie ein Stück an der frischen Luft spazieren. Sie werden sehen, Sie fühlen sich dann viel ausgeglichener und stressresistenter.

GIBT'S AUCH PILLEN GEGEN'S ALTERN?

Je älter jemand wird, desto weniger Hormone produzieren seine Drüsen. Schade eigentlich. Viele Experten behaupten, dass dieser Hormonabfall das Altwerden auslöst. Andere sprechen genau vom Gegenteil: Wir werden nicht alt, weil unsere Hormone absinken, sondern die Hormone sinken ab, weil wir alt werden. Was stimmt?

Es ist nahe liegend, den Hormonabfall im Alter durch Zufuhr von künstlichen Hormonen auszugleichen. Dies wird vielerorts mit den Hormonen DHEA, den Geschlechtshormonen von Mann und Frau, aber auch mit dem Wachstumshormon so praktiziert. Hormontherapien haben allerdings oft Nebenwirkungen. Vor allem beim Wachstumshormon besteht die Gefahr, dass beispielsweise eine unbemerkt im Körper befindliche bösartige Zelle zur Zellteilung angeregt wird, und damit eine Krebserkrankung zum Ausbruch kommt. Weiterhin ist davon auszugehen, dass jede künstliche Zufuhr von Hormonen die sowieso schon niedrigere Eigenproduktion des Körpers vermindert.

Der Körper sieht quasi nicht ein, weiterhin eigene Hormone zu produzieren, wenn die Blutspiegel durch externe Zufuhr ausreichend hoch sind.
Eine generelle Hormonersatztherapie im Alter ist kritisch zu bewerten. Ausgenommen die Hormonersatztherapie bei der Frau nach den Wechseljahren, die macht nach Abwägen der Risiken Sinn. Ebenso wenn krankhafter Hormonmangel vorliegt. Lassen Sie das checken!

In allen Fällen ist vor einer Hormontherapie eine umfangreiche Laboruntersuchung angezeigt, um nicht nur den Bedarf zu bestimmen, sondern nachfolgend eine Hormontherapie auch konsequent zu über wachen.
Und: Geben Sie Ihrem Körper durch eine ausgewogene Ernährung alle Bausteine (Aminosäuren) die er braucht, um die benötigten Hormone selbst zu synthetisieren.

TIPP

Lassen Sie sich ausführlich von Ihrem Arzt oder am besten noch von einem zweiten bezüglich einer anstehenden Hormontherapie beraten. Lieber einmal öfter fragen als später das Malheur ertragen!

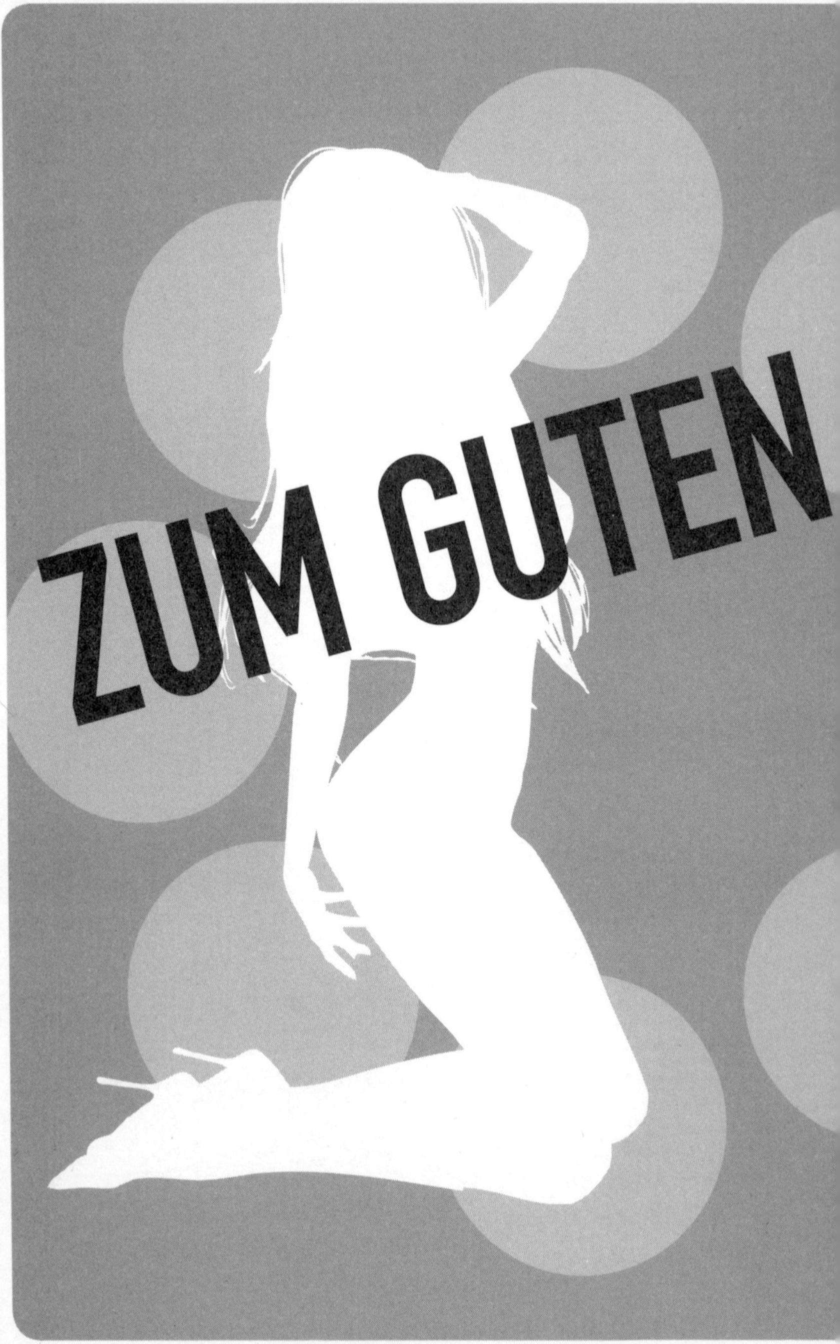
ZUM GUTEN

SCHLUSS: GENUSS

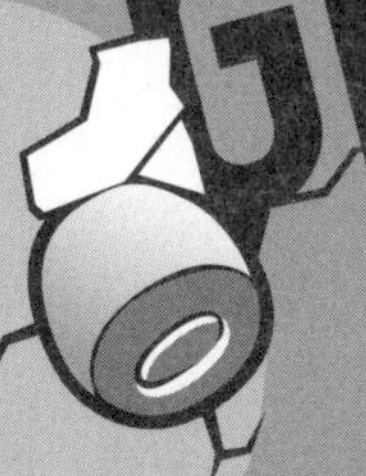

HEUTE SCHON GELACHT ODER EINEN GEZWITSCHERT? NEIN? VIELLEICHT HABEN SIE SICH AUCH EIN GUTES ESSEN GEGÖNNT UND SICH NICHT MIT EINEM DIÄT-SHAKE KASTEIT.

MERKEN SIE SICH EINS: GUTE LAUNE ENTSTEHT DURCH DIE SCHÖNEN DINGE IM LEBEN – NETTE MENSCHEN, DANKBARKEIT, OPTIMISMUS UND EBEN GENUSSSSS ...

ECHT KEIN GEHEIMNIS:

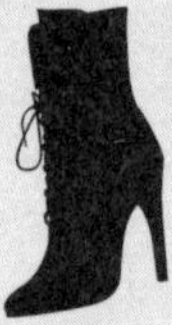

SEX MACHT SCHLANK UND HÄLT JUNG

Kaum eine andere Tätigkeit hat so viele positive Auswirkungen auf Körper, Geist und Seele wie das Liebesspiel. Tun Sie mit gutem Gewissen sich selbst und Ihrem Partner etwas Gutes. Und auch hier stimmt: es gibt nichts Gutes, außer man tut es!

Die Fortpflanzung steht in engem Verhältnis zur Organverjüngung. Schwangerschaft ist ein wahrer Jungbrunnen für eine Frau, da in dieser Zeit und in der nachfolgenden Stillperiode verschiedene Hormone ausgeschüttet werden, die beispielsweise Gehirn- und Organzellen erneuern.

Ähnliches gilt für das Liebesspiel. Hierbei wird schon beim Küssen und Berühren der Haut eine ganze Kaskade von Glückshormonen ausgeschüttet.
Forscher haben herausgefunden, dass beim Orgasmus des Mannes weitere Hormone ausgeschüttet werden, die neue Gehirnzellen bilden und somit einen altersbremsenden Effekt haben.
Noch eine gute Nachricht: Bei kaum einer Tätigkeit können Sie Kalorien auf so angenehme Art und Weise verbrennen wie beim Liebesspiel.

TIPP

Verwöhnen Sie sich und Ihren Partner mal wieder und lassen Sie es sich gut gehen. Das macht nicht nur Spaß, sondern hält auch jung!

ZU VIEL MACHT RUND, EIN WENIG IST GESUND: ROTWEIN UND DUNKLE SCHOKOLADE

„Rotwein ist für alte Knaben eine von den besten Gaben", sagte schon Wilhelm Busch. Genuss kann auch sehr gesund sein – man muss nur wissen wie. Polyphenole in Rotwein und dunkler Schokolade sind wahre Wunderstoffe. Hier bringen geringe Mengen bereits die besten Wirkungen.

Vor einigen Jahren ist das „Französische Paradoxon" bekannt geworden: Die Franzosen leiden trotz fett- und cholesterinreicher Ernährung seltener an Herz-Kreislauf-Erkrankungen als andere Nationen. Man hat das auf den recht hohen Rotwein-Konsum zurückgeführt, und hier vor allem auf die Polyphenole, allen voran das Antioxidans Resveratrol.

Dieser Stoff steckt in der Schale und in den Kernen von roten Weintrauben, weiterhin in Erdnüssen und Preiselbeeren, und hat gleich eine ganze Menge an positiven Wirkungen: Er senkt das „schlechte" LDL und erhöht das „gute" HDL-Cholesterin, er verhindert Blutgerinnsel, hemmt die Vermehrung von Viren im Körper, beugt der Krebsentstehung vor und hemmt bereits bestehende Krebsleiden. Und Resveratrol aktiviert bestimmte „Langlebigkeits-Gene", unterstützt den Organismus also dabei, länger zu leben und gesund zu bleiben.

☆ ACHTUNG!

Das ist kein Freifahrtschein für Saufnasen!

Um positive Effekte zu erzielen, reicht bereits ein kleines Glas Rotwein am Tag. Und außerdem: roter Traubensaft und Weintrauben enthalten auch Resveratrol, allerdings in geringeren Mengen.

Auch Kakao hat in puncto Polyphenole viel zu bieten: Diese sekundären Pflanzenstoffe wirken sich positiv auf den Blutdruck aus und verbessern die Insulinsensibilität. Dadurch wird nicht nur die Entstehung von Diabetes Typ II verzögert bzw. verhindert, durch die verbesserte Insulinwirkung wird auch die Zellalterung verlangsamt. Bei Kakao gilt: ca. 25 g dunkle Schokolade mit mehr als 70 Prozent Kakaoanteil, also eine Viertel Tafel, reicht – es gibt sogar Untersuchungen, die bereits bei einem Stückchen pro Tag niedrigere Blutdruckwerte erzielt haben.

ESSEN ODER GENIESSEN – WAS BRAUCHT DER MENSCH EIGENTLICH?

Makro oder Mikro? Der Körper braucht Makronährstoffe, die Energie liefern, und Mikronährstoffe, die für die Zellfunktionen zuständig sind. Ein Problem vieler Menschen heutzutage ist, dass sie zu viele Makronährstoffe und damit zu viel Energie zu sich nehmen, und gleichzeitig einen Mangel an Mikronährstoffen aufweisen.

Was gut schmeckt ist nicht immer gut … Ein typisches Problem der heutigen Zeit: Menschen essen in großen Mengen Dinge, die ihr Körper eigentlich gar nicht braucht und die eher zu den Genussmitteln zählen, beispielsweise Süßigkeiten und sehr fetthaltige Produkte. Wichtige Nährstoffe hingegen kommen zu kurz.

Nahrungsbestandteile kann man grob in zwei Fraktionen einteilen: Makronährstoffe, die Kalorien liefern (Fette,

Kohlenhydrate, Eiweiß und Alkohol), und Mikronährstoffe bzw. Vitalstoffe, die keine Kalorien liefern (Vitamine, Mineralstoffe, Ballaststoffe und sekundäre Pflanzenstoffe), dafür aber lebenswichtige Funktionen im Stoffwechsel des Organismus übernehmen.

Tja, das klingt jetzt vielleicht frustrierend: gesunde und ausgewogene Ernährung bedeutet, möglichst viele Vitalstoffe zu sich zu nehmen und nur so viele Kalorien, wie der Körper tatsächlich benötigt. Und, man ahnt es schon: Lebensmittel mit besonders vielen Vitalstoffen und wenig Kalorien sind Gemüse und Obst. Grundsätzlich gilt: Je weniger ein Lebensmittel verarbeitet ist, desto mehr Vitalstoffe sind noch enthalten. Vollkornmehl enthält beispielsweise viel mehr Vitamine als weißes Mehl – frische Kartoffeln mehr als Kartoffelchips. Stark industriell verarbeitete Lebensmittel bestehen oft nur noch aus so genannten leeren Kalorien, was bedeutet, sie liefern zwar Energie, aber keine Vitalstoffe.

TIPP

Essen Sie mehr von dem, was Ihr Körper wirklich braucht, und weniger von dem, was er nicht braucht. Keine Bange: Süßigkeiten, Fast Food & Co. dürfen Sie bewusst ab und zu genießen. Insgesamt sollten diese Dinge aber maximal 20 Prozent Ihrer Nahrung ausmachen. Wenn Sie zu 80 Prozent gesunde Lebensmittel essen, wird sich Ihre Gesundheit verbessern und wahrscheinlich auch Ihr Gewicht reduzieren.

GEHEN SIE AUCH ZUM LACHEN IN DEN KELLER?

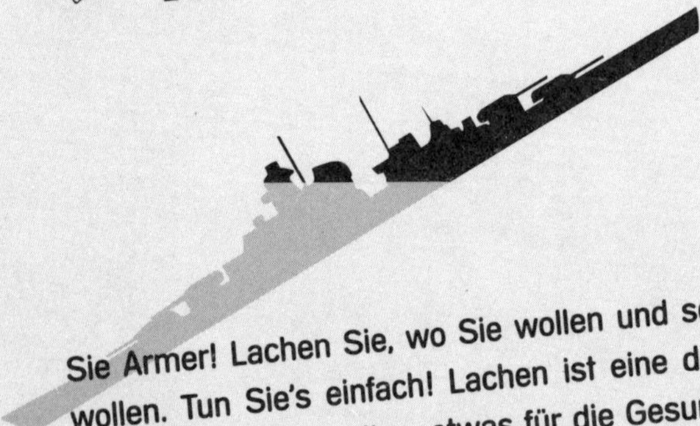

Sie Armer! Lachen Sie, wo Sie wollen und so oft Sie wollen. Tun Sie's einfach! Lachen ist eine der angenehmsten Möglichkeiten, etwas für die Gesundheit zu tun. Und garantiert nebenwirkungsfrei.

Es gibt kaum eine wirksamere und günstigere Methode, um glücklich und bei guter Gesundheit zu sein und zu bleiben. Kinder lachen bis zu 400-mal am Tag, Erwachsene durchschnittlich nur noch 15-mal. Wenn überhaupt. Bei manchen Menschen hat man den Eindruck, sie hätten überhaupt nichts zu lachen.

Lachen macht nicht nur glücklich, sondern auch gesund. Ohne Rezept und Nebenwirkungen. Beim Lachen werden ca. 80 verschiedene Muskeln bewegt, das Herz schlägt schneller, der Kreislauf wird angeregt und das Immunsystem gestärkt. Der Körper erhöht die Produktion der immunstärkenden T-Zellen. Gleichzeitig werden im Gehirn jede Menge Glückshormone ausgeschüttet und der Kortisolspiegel wird gesenkt. Eine Minute Lachen hat die gleiche Wirkung wie 45 Minuten Entspannungstraining.

TIPP

Lachen Sie, wann immer Sie Gelegenheit dazu haben. Sehen Sie die Dinge positiv. Besuchen Sie einen Kurs in Lach-Yoga oder gehen Sie zu einem Lach-Club, wenn Sie alleine nicht viel zu lachen haben. Übrigens: Lachen macht auch schlank. 15 Minuten kräftiges Lachen verbraucht ca. 40 kcal. Also: Hängen Sie sich rein!

SAG DOCH EINFACH MAL: DANKE! UND DU BLEIBST LÄNGER GESUND

Dankbar zu sein und sich immer wieder über das Positive im Leben bewusst zu werden, ist ein wahrer Gesundheits- und Jungbrunnen.

Wann waren Sie zuletzt für etwas wirklich dankbar? Wann haben Sie sich zuletzt auf die Dinge konzentriert, die gut in Ihrem Leben laufen, bei denen Sie mal Glück hatten oder die Sie durch Fleiß und Arbeit selber erreicht haben?
Viele Menschen verbringen oft die meiste Zeit damit, sich über das aufzuregen, was nicht funktioniert, über andere

Menschen, die auch nicht vollkommen sind, und über Dinge, die sowieso niemand ändern kann. Und dann beschweren sie sich, dass ihr Leben nicht so läuft, wie sie das wollen. Der Mensch denkt viele tausende Gedanken am Tag, die meisten davon unbewusst. Wie viele davon sind bei Ihnen Gedanken der Dankbarkeit?

TIPP

Gewöhnen Sie sich an, jeden Tag ein paar Minuten lang für all das dankbar zu sein, was positiv in Ihrem Leben ist. Das kann Ihre Familie sein, eine gute Freundin, ein Projekt, das geklappt hat, oder so etwas ganz Banales wie schönes Wetter. Sie können Ihren Tag damit beginnen und gleich nach dem Aufwachen ein paar Minuten an positive Dinge denken oder Sie können mit diesen Gedanken einschlafen. Oder Sie nehmen sich zwischendurch etwas Zeit, beispielsweise, wenn Sie in einer Warteschlange stehen. Sie werden feststellen, dass Ihr Leben mit der Zeit wie von selber positiver wird.

Sie können auch aktiv andere Menschen unterstützen, zum Beispiel durch Spenden, ehrenamtliche Tätigkeiten, soziale Projekte. Finden Sie etwas, für das Sie sich einsetzen möchten und das Ihnen wirklich Spaß macht und am Herzen liegt. Tun Sie regelmäßig etwas für andere Menschen ohne direkte Gegenleistung. Sie werden merken, dass diese Dinge Ihr Leben auf ungeahnte Weise bereichern können.

GUTE STIMMUNG AUF REZEPT?

Gegen depressive Verstimmungen gibt es viele Behandlungsmöglichkeiten – es müssen nicht immer Psychopharmaka sein.

Antidepressiv wirkende Medikamente werden gerne verschrieben, da sie unkompliziert schnelle Besserung versprechen. Allerdings werden die Depressionen auf diese Weise nur symptomatisch und nicht ursächlich behandelt. Die Liste der Nebenwirkungen ist ebenfalls groß: Gewichtszunahme, Müdigkeit und Lethargie sind nur einige der unangenehmen Begleiterscheinungen. Außerdem ist die Gefahr, eine Abhängigkeit zu entwickeln, recht groß.

Probieren Sie es zunächst mit sanften Mitteln, beispielsweise Johanniskraut. Lassen Sie sich in der Apotheke beraten. Wenn es wirklich stärkeren Tobak braucht, sprechen Sie mit Ihrem Arzt.

Psychopharmaka sollten weder eigenständig eingenommen noch ohne Rücksprache mit dem Arzt wieder abgesetzt werden! Auch sollten Sie auf eigene Faust keine zusätzlichen Mittel einnehmen, damit Sie kritische Interaktionen vermeiden. Mit Antidepressiva ist nicht zu spaßen!

TIPP

Probieren Sie auch andere Möglichkeiten der nebenwirkungsfreien Behandlung: beispielsweise die gezielte Gabe von Aminosäuren wie Tryptophan. Ein weiteres sehr gutes Mittel ist Bewegung. Gehen Sie jeden Tag spazieren und suchen Sie sich Menschen, mit denen Sie sich zusammen sportlich betätigen können.

Wichtig ist auch, sich selber Strukturen und Rituale im Arbeits- und Privatleben zu geben. Wenn Sie einen Durchhänger haben, achten Sie beispielsweise darauf, regelmäßig zu essen. Suchen Sie sich Unterstützung im Freundes- und Familienkreis und Menschen, die sich um Sie kümmern.

EIN FREUND, EIN GUTER FREUND ...

Umgeben Sie sich mit Menschen, die Sie mögen und die Ihnen wohlgesonnen sind. Stabile soziale Beziehungen sind ein wichtiger Faktor für ein langes Leben.

Der regelmäßige Umgang mit Freunden und netten Bekannten ist vor allem für ältere Menschen ein wichtiger Gesundheitsfaktor. Eine australische Studie hat gezeigt, dass Menschen über 70 in stabilen Beziehungsnetzwerken länger leben. Auch der Kontakt zur Familie, beispielsweise den Enkeln, wirkt sich positiv aus. Doch das Leben dauert nicht nur länger, es ist auch erfüllter und gesünder.

TIPP

Investieren Sie frühzeitig in Ihre Beziehungen und pflegen Sie sie regelmäßig, sei es durch persönlichen Kontakt, Telefon, Briefe oder E-Mails. Laden Sie selber aktiv Ihre Freunde ein und planen Sie Unternehmungen. Es gibt viele Möglichkeiten, nutzen Sie sie.

PESSIMISTEN SUCHEN NACH GRÜNDEN, OPTIMISTEN NACH LÖSUNGEN

Positiv denken – manchmal leichter gesagt als getan. Dennoch ist eine positive Einstellung zum Leben einer der wichtigsten Gesundheitsfaktoren.

Was haben Menschen gemeinsam, die mit 100 Jahren noch gesund sind? Diese Frage an Menschen aus den unterschiedlichsten Ländern zeigte, dass es zwei Gemeinsamkeiten bei allen diesen Menschen gibt. Keiner von ihnen ist übergewichtig und alle haben eine positive Einstellung zum Leben, gute Strategien zur Stressbewältigung und einen gesunden Egoismus. Eine Studie hat gezeigt, dass Menschen mit einer positiven Lebenseinstellung seltener an Krebs erkranken als solche, die eher depressiv sind. Doch nicht nur das: Ein positiv gestimmter Mensch ist ein angenehmerer Zeitgenosse.

TIPP

Gewöhnen Sie sich an, die Dinge aus einem positiven Blickwinkel zu sehen (das Glas ist halb voll, nicht halb leer) und auch in schwierigen Situationen etwas Positives zu finden. Suchen Sie den Kontakt zu optimistischen Menschen und beobachten Sie, was diese anders machen und welche Einstellung zum Leben und zu Problemen sie haben.

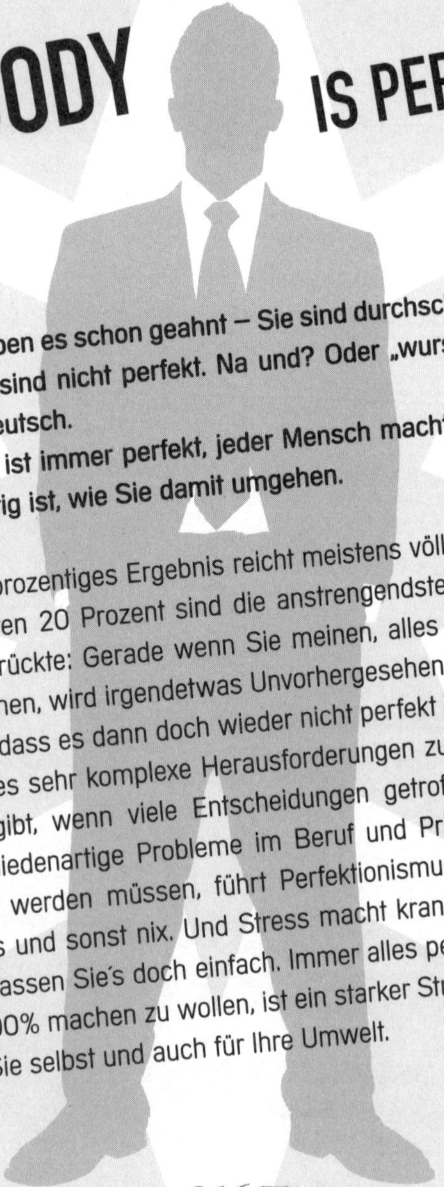

NOBODY IS PERFECT!

Ja, Sie haben es schon geahnt – Sie sind durchschaut: auch Sie sind nicht perfekt. Na und? Oder „wurscht", auf gut deutsch.
Niemand ist immer perfekt, jeder Mensch macht Fehler. Wichtig ist, wie Sie damit umgehen.

Ein 80-prozentiges Ergebnis reicht meistens völlig aus. Die letzten 20 Prozent sind die anstrengendsten. Und das Verrückte: Gerade wenn Sie meinen, alles perfekt zu machen, wird irgendetwas Unvorhergesehenes passieren, dass es dann doch wieder nicht perfekt ist. Wenn es sehr komplexe Herausforderungen zu bewältigen gibt, wenn viele Entscheidungen getroffen und verschiedenartige Probleme im Beruf und Privatleben gelöst werden müssen, führt Perfektionismus nur zu Stress und sonst nix. Und Stress macht krank und alt. Also lassen Sie´s doch einfach. Immer alles perfekt und zu 100% machen zu wollen, ist ein starker Stressfaktor. Für Sie selbst und auch für Ihre Umwelt.

Gerade wenn es sehr komplexe Herausforderungen zu bewältigen gibt, wenn viele Entscheidungen getroffen und verschiedenartige Probleme im Beruf und Privatleben gelöst werden müssen, kann Perfektionismus zu starkem Stress führen. Und Stress macht krank und alt.

TIPP

Machen Sie sich bewusst, dass es nichts Perfektes im Leben gibt. Orientieren Sie sich am Prinzip 80 zu 20. Wenn Sie 80 Prozent richtig machen, reicht das. Mehr wäre unmenschlich. Vergessen Sie die 20 Prozent, die nicht funktionieren, und sehen Sie sie als Lernchance, es beim nächsten Mal besser zu machen. Legen Sie Ihren Fokus stattdessen auf die 80 Prozent, die funktionieren, die gut laufen, die Sie richtig entschieden haben.
Praktisch können Sie das üben, indem Sie für jeden Fehler, den Sie machen und über den Sie nachgrübeln, vier Dinge aufschreiben, die Sie an diesem Tag richtig gemacht haben. So wird Ihnen schnell bewusst, dass doch einiges richtig läuft in Ihrem Leben. Wenn Sie sich bei negativen Gedanken ertappen, schauen Sie die Dinge von einer anderen Perspektive an: Ist das Glas halb leer oder halb voll?

LINKS, DIE WEITERHELFEN ...

- ☆ **ALLES ÜBER LEBENSMITTEL UNTER:**
  www.was-wir-essen.de
- ☆ **DAS NEWSPORTAL ZU MEDIZIN UND GESUNDHEIT:**
  www.medizinauskunft.de
- ☆ **HIER FINDEN SIE LABORANALYSEN:**
  www.iabc.ch und www.hepart.com
- ☆ **ÜBERGEWICHT REGULIEREN UNTER:**
  www.adipositas-gesellschaft.de/leitlinien.php
- ☆ **EIN DETAILLIERTES NÄHRSTOFFLEXIKON FINDEN SIE HIER:**
  www.onmeda.de/ernaehrung/naehrstofflexikon/vitamine
- ☆ **WICHTIGE INFOS FÜR IHRE GESUNDHEIT:**
  www.gesundheitpro.de
- ☆ **DAS PERSÖNLICHE GESUNDHEITSPORTAL:**
  www.meine-gesundheit.de
- ☆ **GESUNDHEITSTIPPS VOM PROFI:**
  www.bankhofer-gesundheitstipps.de
- ☆ **INDIVIDUELLE VITAMINE UND MINERALSTOFFE ETC.:**
  www.mikronaehrstoff.ch
- ☆ **DAS GESUNDHEITSPORTAL VON FOCUS MAGAZIN:**
  www.focus.de/gesundheit
- ☆ **SO BLEIBT MAN(N) GESUND:**
  www.maennergesundheit.info
- ☆ **SO BLEIBT FRAU GESUND:**
  www.frauengesundheitsportal.de
- ☆ **SO BLEIBEN BEIDE GESCHLECHTER GESUND:**
  www.gesundheitswelten.com
- ☆ **MEHR ZUM THEMA KREBS UND FRÜHERKENNUNG:**
  www.handbuch-krebs.de

- ☆ **VORBEUGEN:**
  www.vitanet.de
- ☆ **LAUFEN SIE SICH FIT:**
  www.lauftipps.de
- ☆ **DER JOGGING- UND MARATHON-GUIDE:**
  www.maximalpuls.de
- ☆ **FAHRPLAN DURCH DEN KLINIKDSCHUNGEL:**
  www.medmonitor.de/kliniksuche
- ☆ **FACHKURHAUS UND ZENTRUM FÜR MEDICAL WELLNESS:**
  www.seeblick-berlingen.com
- ☆ **DEUTSCHE GESELLSCHAFT FÜR SCHLAFFORSCHUNG UND SCHLAFMEDIZIN (DGSM):**
  www.charite.de/dgsm/dgsm/
- ☆ **GESUNDHEITSANBIETER IM ÜBERBLICK:**
  www.weisse-liste.de
- ☆ **ARZTSUCHE, KRANKHEITEN UND MEDIKAMENTE:**
  www.onmeda.de
- ☆ **KRANKHEITEN VON A–Z:**
  www.netdoktor.de
- ☆ **WISSEN DIREKT VON DEN EXPERTEN:**
  www.medizin-welt.info
- ☆ **INSIDERTIPPS FÜR GESUNDE ERNÄHRUNG GIBT ES UNTER:**
  www.metabolic-balance.de
- ☆ **GANZHEITLICHE HEILUNG:**
  www.typfasten.de
- ☆ **DIE ETWAS ANDERE MEDIZIN:**
  www.deam.de
- ☆ **DEUTSCHLANDWEIT GESUND BLEIBEN:**
  www.bmelv.de
- ☆ **DEUTSCHE GESELLSCHAFT FÜR VERSICHERTE UND PATIENTEN:**
  www.dgvp.de
- ☆ **SCHWEIZER GESELLSCHAFT FÜR ANTI-AGING-MEDIZIN UND PRÄVENTION:**
  www.ssaamp.ch

ÜBER DIE AUTOREN ...

☆ DR. ROLAND BALLIER

WWW.DR-BALLIER.COM

ist seit über dreißig Jahren in der Notfallmedizin aktiv. Er hat zahlreiche Publikationen zu gesundheitspolitischen Themen veröffentlicht und ist seit 2003 als leitender Arzt der Fachklinik Berlingen am Bodensee tätig. Dr. Ballier hält regelmäßig Referate über komplementär- und präventivmedizinische Fachthemen, insbesondere orthomolekulare und Anti-Aging-Medizin. Er ist Präsident der Swiss Society for Anti-Aging Medicine and Prevention.

☆ SUSANNE WENDEL

WWW.FOODTRAINER.DE

ist Diplom-Oecotrophologin und gefragte Referentin, Trainerin und Moderatorin, wenn es um Experten-Know-How im Bereich Ernährung und Gesundheit geht. Neben den psychologischen Aspekten des Essens und dem Thema Abnehmen, beschäftigt sie sich speziell mit dem Einfluss, den Essen auf Fitness, Wohlbefinden und Ausstrahlung hat. Mit ihren unterhaltsamen und innovativen Vorträgen begeistert sie Mitarbeiter und Führungskräfte von Unternehmen ebenso wie Multiplikatoren in der Gesundheitsbranche.

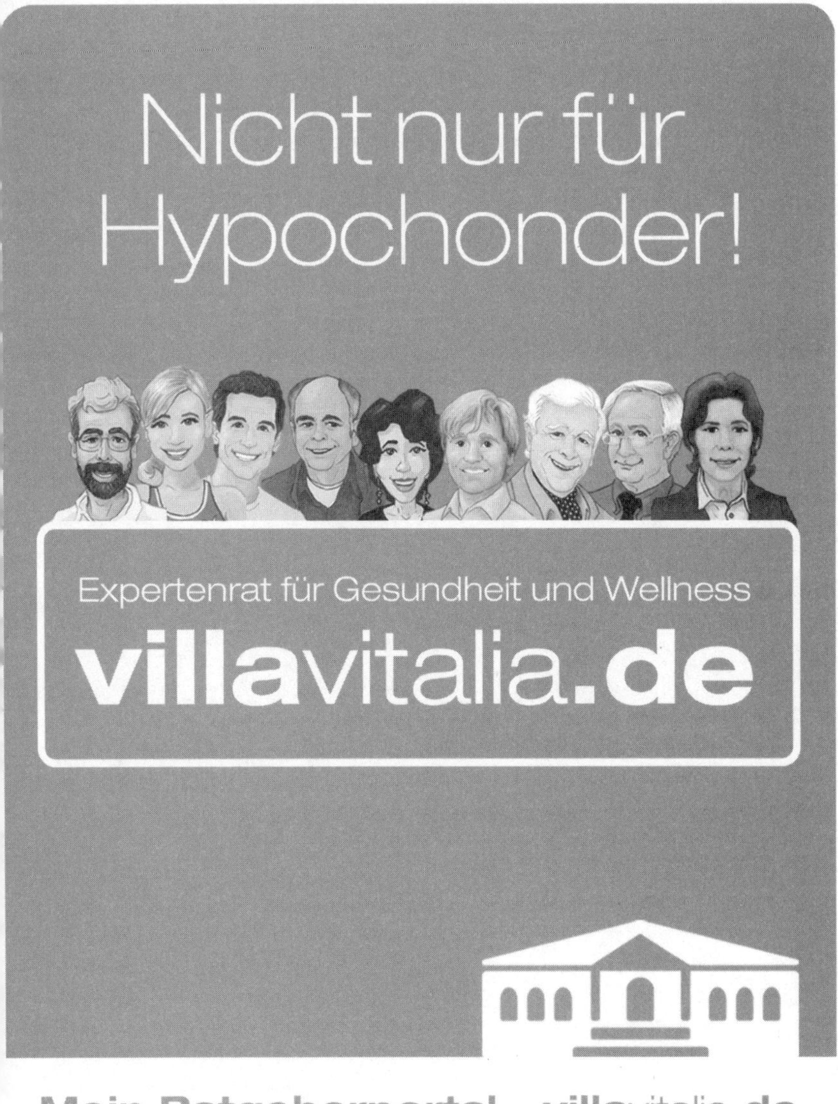
Nicht nur für Hypochonder!
Expertenrat für Gesundheit und Wellness
villavitalia.de
Mein Ratgeberportal – villavitalia.de

REGISTER

IMPRESSUM

© 2009 BY SÜDWEST VERLAG,
einem Unternehmen der Verlagsgruppe Random House GmbH, 81637 München.

Die Verwertung der Texte und Bilder, auch auszugsweise, ist ohne Zustimmung des Verlags urheberrechtswidrig und strafbar. Dies gilt auch für Vervielfältigungen, Übersetzungen, Mikroverfilmung und für die Verarbeitung mit elektronischen Systemen.

☆ HINWEIS
Die Ratschläge/Informationen in diesem Buch sind von den Autoren und Verlag sorgfältig erwogen und geprüft, dennoch kann eine Garantie nicht übernommen werden. Eine Haftung der Autoren bzw. des Verlags und seiner Beauftragten für Personen-, Sach- und Vermögensschäden ist ausgeschlossen. In wichtigen Gesundheitsfragen konsultieren Sie stets Ihren Arzt.

☆ BILDNACHWEIS
Teile der Illustrationen von istockphoto.com; © iStock International Inc.: clundmu · claus + mutschler GbR (Kugelwand), S. 1, 8, 10, 43, 66, 116, 137, 156, 182, 201, 219; Illustrious · Jason Benedict (Businessmen in Black Series), S. 4, 9, 52, 142, 187, 198/199, 216; tonyagoodnow · Tonya Goodnow (Crime Scene), S. 7, 9, 10/11, 22, 23, 32/33, 38, 42/43, 64/65, 72/73, 74, 75, 76/77, 96/97, 100/101, 118, 119, 121, 122, 123, 126/127, 137, 150/151, 156/157, 158, 176, 182, 210, 214, Index Kapitel „Risikoanalyse", Index Kapitel „Check it out!", Infobox „Tipp-Hand"; kirstypargeter · Kirsty Pargeter (Sexy females), S. 112, 186, 200, 202/203, Index Kapitel „Zum guten Schluss: Genuss"; filo (Wooden Outdoor Activity Signs), S. 144/145; AlexKalina · Alexander Kalina (Sport silhouettes), S. 169, 170; Illureh · Thomas Paschke (Sexy boxing girl), S. 188

☆ PROJEKTLEITUNG UND REDAKTION
Isabella Kortz
Dr. Harald Kämmerer

☆ LAYOUT UND GESAMTPRODUCING
Christoph Dirkes
CD design · grafik · konzept
Hannover / Neuenkirchen

☆ UMSCHLAGGESTALTUNG
R.M.E. Eschlbeck / Kreuzer / Botzenhardt

☆ TITELFOTO
„Who killed my lemon?"
Christian M. Weiß, München

☆ DRUCK UND VERARBEITUNG
GGP Media GmbH, Pößneck

Printed in Germany

ISBN 978-3-517-08477-0
9817 2635 4453 62

FSC
Mix
Produktgruppe aus vorbildlich bewirtschafteten Wäldern und anderen kontrollierten Herkünften
Zert.-Nr. SGS-COC-1940
www.fsc.org
© 1996 Forest Stewardship Council

Verlagsgruppe Random House FSC-DEU_0100
Das für dieses Buch verwendete FSC-zertifizierte Papier *Munken White* liefert Arctic Paper Munkendals AB, Schweden.